如果你的孩子患有自闭症

Autism Spectrum Disorder:
A Clinical Guide for General Practitioners

[美] 马克·杜兰德◎著　李杨◎译
（Mark Durand）

中国纺织出版社有限公司

图书在版编目（CIP）数据

如果你的孩子患有自闭症 /（美）马克·杜兰德著；李杨译. --北京：中国纺织出版社有限公司，2022.3

书名原文：Autism Spectrum Disorder：A Clinical Guide for General Practitioners

ISBN 978-7-5180-8899-7

Ⅰ. ①如… Ⅱ. ①马… ②李… Ⅲ. ①小儿疾病—孤独症—研究 Ⅳ. ①R749.94

中国版本图书馆CIP数据核字（2021）第192610号

责任编辑：闫　星　　责任校对：高　涵　　责任印制：储志伟

中国纺织出版社有限公司出版发行

地址：北京市朝阳区百子湾东里A407号楼　邮政编码：100124

销售电话：010—67004422　传真：010—87155801

http://www.c-textilep.com

中国纺织出版社天猫旗舰店

官方微博 http://weibo.com/2119887771

天津千鹤文化传播有限公司印刷　各地新华书店经销

2022年3月第1版第1次印刷

开本：880×1230　1/32　印张：7.75

字数：132千字　定价：58.00元

献给温蒂，我三十多年的爱人和不断给我启发的人。

——马克·杜兰德

致谢

我想要感谢那些让我了解自闭症谱系障碍（ASD）的人们，他们是科学家式实践者（scientist - practitioner）的楷模。首先，我必须感谢众多的自闭症患者，以及他们的家人、老师和照顾者，是他们教会了我很多关于这种神秘病症的知识。我特别感谢病患的家人们，他们如此坦率地分享了与病患相处过程中的快乐和挑战，他们的描述指导了我的职业进程，为我过去30年的研究提供了宝贵的信息。

我第一次接触这个群体是在宾汉姆顿大学由雷蒙德（Ray Romanczyk）负责的实验学院，我感谢他把我介绍给所有勇敢地为获得最好的治疗而奋斗的孩子和家庭。我在那里的同事们，尤其是丹·克里明斯和黛比·霍夫曼–普罗金，也有着出色的临床能力和个人同理心。后来，我与已故的爱德华·卡尔一起工作，更加深了我对这一领域的兴趣。22年来，他一直是我的导师和朋友，我对此感激不尽。我们这个领域中有许多人都是具有人文关怀的专家典范，我感谢他们所有人。

我要感谢在我的自闭症谱系障碍课堂上的学生们，他们阅读了本书的草稿并提供反馈。我要感谢美国心理协会（APA）苏珊·雷诺兹在整个流程中的支持和鼓励，还有APA的开发编辑苏珊·赫尔曼。以及，两位匿名评论者提出的修正和建议也对本书的成稿具有极大的帮助。最后，我要感谢南佛罗里达大学圣彼得堡分校的阿什利·史密斯和玛丽·萨杜，他们在本书研究和写作的许多方面都给予了支持，他们的智慧和毅力给了我意想不到的帮助，我深深地感谢他们。

引言

我与自闭症谱系障碍（Autistic Spectrum Disorder，以下简称为ASD）患者打交道已经四十多年了。在我工作初期，如果跟别人说我的工作面对的是一些患自闭症的孩子，那他们的反应很可能是“哇，那些孩子是很有艺术性和创造性的”。但是现在，大多数消息还算灵通的成年人的反应都不会如此了，因为他们知道“自闭症”已经给许多家庭带来了困扰。因为媒体的频繁报道，大多数人意识到被诊断为ASD的人数正呈现出惊人的增长速度。据美国疾病控制与预防中心（Centers For Disease Control and Prevention）估计，每50名学龄儿童中就有1人被诊断为ASD（Blumberg, Bramlett, Kogan, Schieve，& Jones, 2013），还有越来越多的成年人也被诊断为ASD。

随着确诊患者不断增加，临床医生们也不得不面对更多的问题。我和我的同事经常接到其他临床医生的转诊，因为很多临床医生并没有接受过关于ASD的正规培训，对于处理更加细节性的问题，他们可能束手无策。当然，也有很多临床医生接受了相关培训，他们就能够对谱系高端（典型自闭症，下文会有具体解释）的患者进行干预，也能够帮助到患者的家人和朋友。本书的主要目的之一就是帮助临床医生及相关人员做出这些重要的区分。

当面对超出个人能力范围的患者时，了解自己的技能和背景何时可能有限，何时需要外部咨询或专业知识显然很重要。本指南旨在帮助临床医生遵守美国心理协会（2010）的道德标准2.01中的能力范围：

（a）心理学家根据其教育、培训、监督经验、咨询、研究或专业经验，仅为在其能力范围内的群体和领域提供服务、教学和进行研究。（第4页）

除此之外，这本书的许多内容其实也适用于可能接触到ASD患者的非临床工作者。关于ASD的新研究已经给我们提供了非常多的有用信息（G. Dawson, 2013），但对于很多非临床工作者来说，接收到这方面信息其实是有困难的。许多新研究大大地改变了我们之前对疾病谱系的理解，这些新研究包括遗传学方面（可以解释在家族遗传史中并未有患病先例但仍患病的原因）、神经生物学方面（比如，父亲年龄对ASD的影响）、ASD的不同发展轨迹、治疗（自2011年以来的大量随机临床试验），甚至是我们对关于早期强化干预如何影响大脑的理解。比如，目前关于ASD患者社会脑早期发育的研究进展就可以解释为什么教授请求式沟通（比如“可以给我一块饼干吗”）要比教授社交式沟通（比如“你好，最近怎么样”）简单得多，而这些研究结果会影响到临床医生对不同干预措施的选择。所以，临床医生以及相关人员需要了解到在ASD领域的各种研究进展，以惠及更多的ASD患者。

这本书的目的并不是要提供直接可以治疗患者的完备的信息和方法，而是提供ASD的背景知识，概述决策点，以帮助临床医生澄清何时有能力帮助患者，何时需要转介到专家。本书也基于目前学界对ASD评估与治疗的共同认知，建议了一些专门的援助类型；通过对一些真实的临床案例的描述，介绍如何将适当的评估和治疗方法应用到日常生活中。

临床注意事项

这本书还包括一些需要重视的临床注意事项，这些注意事项是临床医生在评估和治疗ASD患者及帮助其家人时可能面临的重要问题。比如，患者的父母经常表达这样一种担忧："如果我有另一个孩子，这个孩子患ASD的可能性有多大?"面对这样的问题，临床医生应该如何作答，这在遗传学的章节会提到。另一个问题与智商测试有关：缺乏社会动机（ASD患者的特征）会使一些智商测试的结果有偏差，因为ASD患者的社会动机（例如，想要用测试成绩取悦父母或老师）很低甚至根本没有。我希望这些讨论能帮助临床医生在与这些人群打交道时做好准备。

术语

虽然第五版《精神障碍诊断和统计手册》（DSM-5；

American Psychiatric Association，2013）已经取消了具有典型特征的自闭症（如Leo Kanner所述）和阿斯伯格综合征（如Hans Asperger所述）的分类，但仍然有必要强调它们之间的区别。所以我在这本书中使用的是非标准标签，如肯纳综合征（典型自闭症）和阿斯伯格综合征来帮助澄清这些需要区分的地方。此外，本书试图使用较为人本的术语——ASD患者来指代患有ASD的个体（民间通常称其为“自闭症”）。人本身比他们所患有的病症要重要得多，在精神病理学的大多数领域，这已经成为了几乎没有争议的惯例。但实际上这并不是一件简单的事情：一些患有ASD的人更喜欢用“autistics”或“Aspies”（之前被诊断为阿斯伯格征的人）这样的术语来称呼自己，并且对将这一标签与自己的身份区分开来的做法感到不快（Pellicano & Stears, 2011），其中的原因在接下来的章节中会解释。所以，目前对于最可接受的术语没有形成共识。此外，书中使用“障碍”一词以便与DSM-5和第十版《国际疾病分类》（ICD-10，World Health Organization，1993）保持一致。目前有合理的观点认为，ASD不是一种心理或心理健康障碍，而是一种不同的（或许更好的）看待世界的方式（Mottron, 2011）。这些争论将在后面的章节中讨论。还有一些复杂的术语使用情况需要解释。

自闭症相关障碍的范围很广，包括没有功能性沟通技能的人，也包括能够进行复杂对话的人。这些人与他人交流的能力和智力也有很大的差异。因此，“高功能”和“低功能”这两个词有时被用来区分这两类人。这种区别不基于任何定量标准，通常是为了方便区分而使用。唯一的例外是使用“高功能自闭症”的标签来识别一群拥有更好的沟通和社交技能以及处于或高于平均水平的认知能力的人。目前还不清楚这个群体是否属于一个独特的亚群，可以与那些之前被诊断为阿斯伯格综合征的人区分开来（Calzada, Pistrang，& Mandy, 2012）。

最后，我避免使用“正常”这个术语，而是使用“典型”，这是ASD领域使用的约定。例如，我用这个短语“一个典型的发展中的孩子”来描述一个孩子，而不是“正常发育的孩子”。这是为了避免做出什么是“正常的”和“不正常的”判断。在ASD领域中，对标签的使用仍然有很大的敏感性，临床医生应该意识到有可能冒犯到患者及其家人。

本书结构

这本书的结构是按照不同的知识领域进行论述的，这对于帮助ASD患者和他们的家庭是非常重要的。第一章描述了目前对不同类型ASD的理解的历史背景，包括肯纳型ASD患者以及自闭症谱系的另一端，如阿斯伯格型ASD患者。第一章中还介绍了代表这两个极端的两个案例，并在整本书中引用它们，让读者了解如何处理诸如评估和治疗之类的问题。[1]第二章讨论了当前DSM-5和ICD-10的诊断标准，并描述了DSM-5中所做修改带来的变化和争议。第三章概述了当前的研究成果，即遗传、神经生物学和环境因素可能共同导致这些深刻的社会和交流差异。第四章指出了与ASD相关的常见情况和问题，包括智力障碍、强迫症、焦虑、肠胃问题和睡眠障碍等。第五章和第六章涵盖了更多的应用问题，如筛查、诊断和评估以及治疗。第七章针对家庭成员的需求，介绍了一种将认知行为疗法与父母行为训练相结合的方法，希望同时惠及父母和他们的孩子。本书自始至终强调的是决策点，临床医生可以在这些决策点上决定何时直接干预，以及何时将患者转介到其他地方寻求帮助。

---

[1] 为了保护个案的隐私，案例的细节已经被修改。

目 录

第一章　自闭症谱系障碍：背景和案例

自闭症谱系障碍（ASD）是一种神经发育障碍，其核心是影响个体感知能力和社会交往能力。换句话说，我们认为理所当然的事情，比如向朋友微笑，同情地伸出手去触摸处于困境中的人，或从所爱之人的声音中辨认出对方，对于ASD患者，都成为了问题，他们的某些功能受到了损害甚至是没有这方面的功能。此外，对于患有这种障碍的人来说，他们的沟通方式也会受到影响，他们倾向于表现出刻板的，甚至是破坏性的行为。有时，他们的反应似乎违反了我们习以为常的行为法则（例如，尽管这样做会带来疼痛，但还是会打自己）。ASD显然是以神经学为基础的，有大量的研究文献关注这种疾病的潜在遗传和神经生物学基础（Amaral, Dawson, & Geschwind, 2011）。

越来越多的临床医生遇到患有ASD的病人，或者是受到这种病症影响的人。无论病人是表现出共病的困难或是面临其他可能使治疗和结果复杂化的情况（例如，婚姻或家庭挑战），哪种情况都挑战着有丰富经验和受过广泛训练的临床医生的能力。本书描述了ASD症状的范围和严重程度，并为诊断、评估和治疗提供建议。为了理解当前关于ASD的思考和争论，首先应描述一下该障碍被发现的背景。

第一节　历史背景

1943年，著名精神病学家Leo Kanner对11名儿童观察后，发现他们的发育和行为与其他一般儿童有着显著的不同，包括“自闭孤独”（源自希腊语单词auto，意思是“自我”，指他们有严重的社交障碍）和“重复刻板”（这些特征可与DSM-5中的描述比照来看：行为、兴趣或活动是受限制的、重复的）。Kanner假设这些孩子先天性缺乏通常意义上的社交动机，这个概念在理解在这些个体中观察到的社交和行为差异方面起着重要作用（S. Goldstein & Ozonoff, 2008）。这种类型的ASD（有时被称为典型自闭症或肯纳综合征）通常表现为对他人表现出明显的不感兴趣（社交障碍）、语言发展迟缓、受限和重复的行为模式（例如，对事物的排列感兴趣，如果不这样做就会感到非常不高兴）。

大约在Kanner对11名儿童的异常行为作出描述的同一时间，奥地利医生Hans Asperger也对4名患有“自闭精神疾病”的儿童进行了描述（Asperger, 1944/1991； Frith, 1991），他们与其他孩子相处也有困难。与Kanner描述的孩子们不同，这个群体似乎是智力健全的（Klin, 2011），但他们又很难理解别人为什么不按自己的意愿行事，并且因此感到不安。他们会在与学校里的其他同学相处时行为失控，所以并不受欢迎。

虽然这两种ASD患者都有明显的社交障碍，但人们之后也注意到，与典型的自闭症不同（似乎从出生就存在），阿斯伯格综合征的孩子在出生后的头几年表现出一般性的发育，随后才表现出社交和沟通能力的丧失。Theodore Heller描述的自闭症（后来被叫作儿童分裂障碍）的孩子在出生后的头几年没有表现出异常，但最终的表现行为看起来与Kanner描述的孩子非常相似（Rutter, Bailey, Bolton, & Couteur, 1994； Volkmar, Klin, Schultz, & State, 2009）。

《精神障碍诊断与统计手册》第四版修订版（DSM-Ⅳ-TR，American Psychiatric Association，2000）将上述三种精神疾病（典型自闭症、阿斯伯格综合征和儿童分裂障碍）归入广泛性发育障碍的一般类别。手册中还包括另外两种疾病：瑞特综合征——一种常发生在女童身上的神经系统疾病，其特征是重复性手部运动、智力障碍和运动技能受损（Kaufmann et al.，2012；Neul et al.，2010）；待分类的广泛性发育障碍（PDD-NOS）——这一类别用来描述那些具有典型自闭症特征但没有满足所有标准的人。典型自闭症（肯纳综合征）、阿斯伯格综合征、儿童分裂障碍、PDD–NOS和瑞特综合征这五类障碍拥有相同的致病基因或病理生理机制，DSM–5将这五类统称为自闭症谱系障碍（ASD）（S. E. Hyman, 2007）。这些障碍的共同表征是社会交流缺陷、重复和限制性行为。DSM–5还列举了一种新的障碍——社会交流障碍（social communication disorder），与ASD中出现的社交障碍表现类似，但没有限制性的、重复的行为模式。一些以前被诊断为PDD–NOS的人可能属于这一类社交障碍。

在下一节中，我们将通过两个案例来说明ASD患者所面临的一系列困难。

第二节　临床案例

第一个案例描述了一个患有严重ASD（以前称为典型自闭症）的孩子，并着重描述了这样的孩子对家庭成员产生的影响。第二个案例描述了一位年轻人，他之前被诊断为阿斯伯格综合征（高功能ASD），他可能是一个典型表现出共病问题的个体。这两个案例在整本书中都有提及。

赛琳娜、乔治和女儿玛丽亚

赛琳娜和乔治在25岁左右结婚。他们都来自大家庭，都期待着组建自己的家庭。赛琳娜是一家连锁珠宝店的经理，以帮助业绩不佳的集团扭亏为盈而闻名。乔治在建筑行业工作，在经济衰退时，他会失业数周甚至数月。他们之间曾因为收入差距有过一些不愉快，但在他们的第一个孩子出生之前，他们似乎都处理得还可以。他们的孩子出生了，是个非常可爱的女儿，他们给她取名玛丽亚，但是玛丽亚是个非常挑剔的孩子，很难母乳喂养，直到12个月依然很难哄睡，整夜啼哭。赛琳娜和乔治有些担心，但有人告诉他们，随着玛丽亚长大，这些问题会好转的。确实，玛丽亚看起来身体状况良好，在早期运动技能和发育测试中都表现良好。

但是在玛丽亚18个月时的检查中，她的儿科医生怀疑她的社交能力发育可能有些迟滞，建议对她进行进一步的评估。一名儿科医生对她进行了全面筛查，并指出，尽管她的精细运动和大肌肉运动技能表现为正常发育，但她在认知、语言和社交技能方面出现了延迟发育的情况。最值得注意的是，玛丽亚没有表现出“分享式注意力”（例如，在她最喜欢的玩具和她的父母之间来回看），也不会因为想得到某样东西而看向某人并指着她想要的东西，而且到现在仍然没有说话。她的父母说，她喜欢把玩具或银器之类的东西排成一行，如果有人碰了这些东西或把它们收起来，她就会非常不高兴。她似乎也喜欢跳上跳下，拍手，他们认为这是她高兴、兴奋的信号。玛丽亚被初步诊断为ASD，这让她的父母感到震惊并且内疚，他们觉得可能是自己使女儿生了病。

最初，赛琳娜找了一位治疗师，诉说自己的抑郁和焦虑症状。最近在一家超市里，她又惊恐发作，这让她很害怕，她去医院寻求治疗，但并没有找到生理病因，所以她被转介到治疗师那里。当她描述她的担忧时，很明显，有一个难搞的孩子和一份高要求的工作，这些压力对赛琳娜和她与乔治的关系造成了影响。这对夫妻经常为家务和抚养孩子而争吵。赛琳娜认为，乔治失业数周，他应该在失业的这段时间里承担更多的家庭责任。然而，她觉得她的丈夫没有进步，她感到很沮丧，因为她不仅要负责稳定的家庭收入，还要负责大部分的家庭决策。玛丽亚最近被诊断为ASD，这让赛琳娜的压力又加重了。一想到因为工作，她没有花足够的时间和玛丽亚在一起，赛琳娜更加感到内疚，这些想法导致了她的焦虑和抑郁。

在整本书中，我重新审视了赛琳娜和乔治的案例，特别关注赛琳娜对自己、丈夫和玛丽亚的想法与感受的认知评估。在最后一章中，我描述了一种认知行为疗法的应用，这种疗法被用来帮助她解决抚养孩子的问题和不断演变的焦虑问题，目的在于向临床医生及其他相关人员展示如何解决这类父母的特殊、独特的需求。

雅各布

当25岁的雅各布第一次和他的治疗师讨论他的担忧时，他的问题被描述为社交焦虑和抑郁症状。雅各布谈到自己很沮丧，部分原因是他从未交过女朋友，他希望有人可以教他如何与女性交谈。这位临床医生注意到雅各布非常善于言辞，尽管有时用词非常正式。他的思路也显得清晰而集中。然而，在初始访谈开始不久，雅各布就提起了他对《星球大战》电影的兴趣。当他谈到这种迷恋时，他的表情从讨论他的问题时所表现出的关心变成了一种更活泼的态度。雅各布对《星球大战》的热情是如此之高，以至于有好几次治疗师不得不打断他，让他回到谈论抑郁病史和之前的关系中去。不幸的是，雅各布并不能深入谈论他现在遇到的问题，而且似乎也没有意识到他的治疗师对他在治疗过程中无法集中注意力越来越不耐烦。

治疗师考虑到雅各布难以保持注意力集中（并怀疑他是否患有注意力缺陷/多动障碍）时，他也开始注意到雅各布不寻常的手指动作。他会不时地把右手的手指往后拉，有时还会以不同寻常的方式弹动它们。当雅各布兴奋地把话题转回到《星球大战》时，这些奇怪的手势变得越来越频繁。雅各布似乎没有意识到他在做这些动作，有时他还会在椅子上前后晃动。

当治疗师让雅各布讨论他的抑郁症和对关系的担忧时，雅各布似乎想要非常实用的解决方案。“我想提高我的语言技能，能够向女孩们表达我的想法。如果我告诉一个女孩她很迷人，或者我评论她身体的某一部分来恭维她，这往往会导致不愉快的情况。”他的治疗师在注意到雅各布使用了相当正式的词语后，立即接着问：“那么，给我举一个你最后一次和年轻女人谈话的例子吧。”“嗯，昨天我在图书馆，有一个女孩在用她的笔记本电脑工作。这是轻薄笔记本电脑的新系列。”雅各布接着详细介绍了那位女孩正在使用的电脑。“你做了什么，说了什么？”治疗师追问道。“我走过去告诉她，她的腿很美。”“她做了什么？”治疗师猜测事情进展并不顺利。“她叫我别打扰她。但是她的腿很美。我该怎么说呢？”雅各布对这次邂逅的天真让人惊讶，治疗师也大吃一惊。

雅各布有时会用一些临床术语来谈论他的抑郁症状，但他很难描述自己的感受。他说他的饮食和睡眠习惯没有明显改变，他的主要兴趣（即《星球大战》）仍然让他兴奋。尽管雅各布自称情绪低落，但他几乎没有表现出什么外在迹象。在谈论他对抑郁的担忧时，他转述说，是他的母亲建议他去看治疗师：“她总是叫我多出去玩。她不喜欢我收集这么多星战装备和看那么多电影。她认为我需要和异性建立更多的私人关系，这让我很沮丧。”

当治疗师问他为什么他的母亲认为他可能抑郁时，雅各布没有解释。（家长和患者对抑郁的报告有差异是很常见的；参见，如Butzer & Konstantareas, 2003）

在随后的章节中，雅各布的案例被重新审视，看看治疗师如何评估他的问题，并最终帮助他解决社交技能问题。

从这两个临床病例可以看出ASD常见的发育障碍的范围（从玛丽亚表现出的更严重的缺陷到雅各布表现出的高功能障碍），以及这种障碍对患者家庭的影响。下一章将描述该障碍的特征，包括目前对ASD诊断标准的思考，并简要介绍该障碍的流行病学。

第二章　诊断标准和流行病学

本章重点介绍了DSM-5对自闭症谱系障碍的诊断标准，并提供了该障碍的各种表现形式的详细描述。并将DSM-5中的标准与前一版本（DSM-Ⅳ-TR；American Psychiatric Association，2000）和现行的第十版《国际疾病分类标准》（ICD-10，World Health Onganizotion，1993）[1]进行了比较。本章的目的是帮助临床医生识别未诊断的问题，以惠及更多的ASD患者及其家人。

第一节　ASD的特征

在DSM-5中，ASD的两个主要特征表现为：（a）社会沟通和社会交往障碍；（b）重复刻板的行为、兴趣和活动（American Psychiatric Association，2013）。此外，DSM-5也考

---

❶ ICD 第 11 版预计将于 2015 年出版（http://www.who.int/classifications/icd/revision/en/）。

虑到了存在于儿童早期的某些缺陷限制了儿童的日常功能，并且正是以这些特征中每一项的损伤程度来鉴别诊断典型自闭症（肯纳综合征）、阿斯伯格综合征和待分类的广泛性发育障碍的个体。

在DSM-5中，虽然自闭症谱系障碍（autism spectrum disorder）中的“障碍（disorder）”一词是否恰当还存在着一些争议（McPartland, Reichow, & Volkmar, 2012），但该词语表达的意思是个体所表现出的许多症状都必须达到可以称为“障碍”的程度。也就是说，个体必须表现出以上两组症候群，即社会适应能力有限或者受损，并且该症状必须在发育早期就已明显显现，才能达到ASD的诊断标准：

1. 在多种环境中持续性地显示出社会沟通和社会交往的缺陷，包括在现在或过去有以下表现（所举的例子只是示范，并非穷举）：

a. 社交与情感的交互性的缺陷，例如，从异常的社交行为模式、无法进行正常的你来我往的对话，到与他人分享兴趣爱好、情感、感受偏少，再到无法发起或回应社会交往。

b. 社会交往中非言语的交流行为的缺陷，例如，从语言和非语言交流之间缺乏协调，到眼神交流和身体语言的异常、理解和使用手势的缺陷，再到完全缺乏面部表情和非言语交流。

c. 发展、维持和理解人际关系的缺陷，例如，从难以根据不同的社交场合调整行为，到难以一起玩假想性游戏、难以交朋友，再到对同龄人没有兴趣。

2. 局限的、重复的行为、兴趣或活动，包括在现在或过去有以下表现的至少两项（所举的例子只是示范，并非穷举）：

a. 动作、对物体的使用、说话有刻板或重复的表现（比如，刻板的简单动作、排列玩具或是翻东西、仿说、异常的用词等）。

b. 坚持同样的模式，僵化地遵守同样的做事顺序或者语言或非语言行为有仪式化的模式（比如，很小的改变就造成极度难受、难以从做一件事过渡到做另一件事、僵化的思维方式、仪式化的打招呼方式、需要每天走同一条路或吃同样的食物等）。

c. 非常局限的、执着的兴趣，且其强度或专注对象异乎寻常（比如，对不寻常的物品的强烈的依恋或专注、过分局限的或固执的兴趣等）。

d. 对感官刺激反应过度或反应过低、对环境中的某些感官刺激有不寻常的兴趣（比如：对疼痛或温度不敏感、排斥某些特定的声音或质地、过度地嗅或触摸物体、对光亮或运动有视觉上的痴迷等）。

这些症状一定是在发育早期就有显示（但是可能直到其社交需求超过了其有限的能力时才完全显示，也可能被后期学习到的技巧所掩盖）。这些症状带来了在社交、职业或目前其他重要功能方面的临床上显著的障碍。人们可能倾向于认为那些聪明但不善社交的人是患了ASD；还有一些人推测比尔·盖茨和阿尔伯特·爱因斯坦属于这类人群。临床医生需要特别注意那些自我诊断患有该病症的人。

社会沟通和社会交往方面的问题

能够自如地与他人进行沟通是一种非常重要的社会行为，这往往需要非常复杂并且已经发展完备的非语言和（但不总是）语言能力。许多关于ASD患者沟通能力和社交能力的研究结果表明，二者有很强的共病性（Frazier et al., 2012； Gotham, Risi, Pickles, & Lord, 2007）。因此DSM-5将以上两项合并为一个总体症状群——社交障碍，进一步细化为三个方面的问题：社交与情感的交互性的缺陷，非言语的交流行为的缺陷，发展、维持和理解人际关系的缺陷。（DSM-IV-TR和ICD-10将沟通能力和社交能力单独列出。）

社会互动

回想一下日常生活中的以下时刻：

你和另一个人同时去拉门把手，这时你们可能会同时看向对方，并且有眼神交流，也许你们还会互相微笑，示意让对方先通过。即使没有说话，你们都在分享一个愉悦的时刻。

一个小女孩看到一个她喜欢的玩具。她笑着看了看妈妈，又看了看玩具，然后又看向妈妈。妈妈和女儿都明白：小女孩喜欢那个玩具。

你和一个老朋友坐在一起，分享过去美好时光的故事。

这些场景就是社会互动的例子，即以一种有来有回的方式分享兴趣或对话。这种能力在ASD患者中要么缺失要么受损。在玛丽亚的案例中，正是她缺乏了这种共享式注意（shared attention），才让儿科医生意识到玛丽亚的问题可能没那么简单。她不会在她想要的东西和她的父母之间来回观望，以此来表达她喜欢和想要的东西。事实上，她的父母报告说，她可能会机械地牵着他们的手，来得到她想要的东西，并没有眼神的交流。对于ASD幼儿来说，这种缺乏分享式注意力的现象是社会互动能力受到损害的主要信号（Gillespie-Lynch et al., 2012; Schietecatte, Roeyers, & Warreyn, 2012）。

第一章中提到的另一个案例，25岁的雅各布在社会互动方面也表现出困难。但在他的案例中，问题更加微妙。他可以表达出自己的兴趣（例如，喜欢一个年轻女人的腿），但他对自己的交流将如何影响另一个人（例如，惹恼或侮辱她）了解有限。他不能从另一个人的面部表情来了解别人是如何理解他的话的，他也理解不了为什么别人会因为他的话而感到不愉快。他不停地谈论《星球大战》，不注意对方的需求，别人会因此疏远他，但他却没有意识到这一点。雅各布缺乏所谓的心理理论，也就是推断他人想法或感受的能力（Baron–Cohen, Tager–Flusberg, & Cohen, 2000）。我们依靠“读心术”来维持社交活动，如果你和一个一直看表的人说话，你可能会猜出他在想什么（比如，他对谈话感到厌烦或者在等电话）。我们使用这种技巧来引导对话的发生或结束，管理我们的社交互动（可能试图结束讨论或转换话题）。然而，在雅各布和其他ASD患者中，这种能力被削弱了，因此导致了在社会互动中出现问题。

非言语沟通

当某人跟你说话时，离你非常近，你是否会感到非常不自在？这种日常的非语言行为（错误地估计社会距离）会轻而易举地对你们的交流产生负面影响。同样，在ASD患者中，这些类型的非语言行为通常是有问题的，如错误地估计社会距离、手势、眼神交流等，这些问题通常在他们12个月大的时候就已表现明显（Rozga et al., 2011）。例如，18个月大的玛丽亚在别人和她说话时，不会和别人（包括她的父母）进行眼神交流。

其他ASD儿童可能会看说话人的方向，但在他们的印象中他们只是在看说话人，而不是在看特定的他或她。他们可能会无缘无故地微笑或大笑。

我们理所当然地认为我们有能力与他人进行适当的眼神交流。当别人跟我们说话时，我们往往会进行持续的眼神交流。当有人试图与我们交流时，如果我们把目光移开通常会被认为是冷漠的表现，也会被认为是粗鲁的表现。然而，一直盯着某人而不移开视线也会让听者感到不舒服。这种微妙的非语言技能我们在人生的早期就学会了，当这种能力缺乏时，那再简单的对话也会变得不简单。

雅各布说话的时候虽然会和别人有眼神交流，但他经常环顾四周，别人跟他说话的时候他会显得心不在焉。当观察他与另一个人交谈时，你会有这样的印象：他只是在等着另一个人停止说话，这样他就可以开始讲他感兴趣的话题。他的治疗师报告说，从来没有感觉到雅各布在听他说话，或者说治疗师和雅各布也没有在进行交谈（这是ASD的一个常见特征），好像只是两个人在同一个社交空间里说话而已。其他像雅各布这种程度的ASD患者在说话时还可能缺乏适当的面部表情或语调（McCann & Peppé, 2003； Paul, Augustyn, Klin, & Volkmar, 2005；Shriberg et al., 2001）。同样，他们常常意识不到他们的情感或非语言行为在特定的情况下是不适合社交的（例如，坐在候诊室里自言自语或大笑）。

难以建立或维持与他人的关系

前两个症状群（社会互动和非语言交流的问题）显然会导致无法建立新的关系或维持现有的关系。同样，这些困难的范围很广。如第一章所述，玛丽亚对与其他孩子建立关系没有兴趣。她的父母开始注意到，和玛丽亚同龄的其他孩子在公共场合，比如在商场购物时，会对孩子表现出比对成年人更大的兴趣。然而，他们的女儿似乎甚至没有注意到其他孩子，反而可能会盯着一个玩具或她在商店里遇到的其他东西。有些ASD患者似乎对其他人没什么兴趣，除了把他们当作达到目的的一种手段（例如，想要得到一件他们最喜欢的但却够不到的玩具）。他们可能会微笑，似乎想要和其他人在一起（例如，坐在父母的腿上），但这种行为是短暂、不稳定的，使得“关系”在本质上难以发展和维持。

在自闭症谱系的另一端，个体可能想要表达与他人建立关系的兴趣，但他们有限的社交能力会干扰他们欲望的实现（Orsmond, Krauss，& Seltzer, 2004）。例如，雅各布不知道他对别人说话时的反应会使别人疏远他。正如他的治疗师所指出的，尽管他表达了对了解他人的兴趣，但他以自我为中心的表达方式（例如，除非对方在讨论他最喜欢的话题，否则他不会表现出任何倾听的兴趣）可能会被解读为无礼，必然不会促进持续的互动。此外，雅各布很难知道该说什么和不该说什么（从他对一个完全陌生的人说她的腿很美就可以看出），也不明白为什么他说的一些话会让别人不高兴。所有这些有限的社交技能损害了他维持有意义的社交关系的能力。

局限的、重复的行为、兴趣或活动

ASD患者会表现出相对刻板或异常的行为（Leekam, Prior, & Uljarevic, 2011）。这些特征有时会泛化成对某些主题或活动的强迫性专注。DSM-5将ASD的第二个诊断标准定义为至少包含本节中描述的两种行为模式。需要注意的是，本书前三个小节中描述的第一个特征似乎包含类似的行为，因此有明显的重叠。例如，如果一个人喜欢以某种方式排列玩具，而当玩具被从喜欢的位置移开时，他会感到不安，这种行为模式似乎满足了所有这三个要求。

动作、对物体的使用或说话有刻板或重复的行为

在第一章的第一个案例研究中，玛丽亚的父母描述了她如何喜欢在明显高兴的时候兴奋地跳上跳下，并且这种行为总是伴随着重复的拍手，她可以一次做几分钟。患有这种典型自闭症的人有时会花几个小时旋转物体或捡起绒线，看着它掉到地

上，并且长时间不失去兴趣，有些人会一遍又一遍地重复单词或短语（Durand, 2011b）。这些刻板的行为有时似乎是对某些情绪状况的反应（例如，高兴或焦虑），而又有时候它们似乎独立于任何外部事件，只是个人内心世界的一部分。

雅各布在和他的治疗师谈话时，会做一些不连贯的手部动作（例如，重复地将手指向后弯曲），有时兴奋时还会在椅子上前后摇晃。治疗师后来从雅各布的母亲那里得知，他看《星球大战》电影兴奋时，经常用一种模式化的方式拍手。雅各布说，他通常不知道自己在做这件事，有时候在公共场合时不得不努力控制这种无意识的行为。一些患有这种障碍的人会把前后摇摆或其他类型的重复性行为描述为对自己的抚慰（Grandin, 2011）。

过分地遵循常规、重复的行为模式或极端地抗拒改变

Kanner（1943）描述了他发现患有“情感接触的自闭症障碍”的孩子是如何强烈地倾向于保持某些事物或活动免受打扰的（Kanner称之为“坚持同一性”）。他们可能会沿着同样的路线去商店，或者在穿过大厅时碰到每一扇门，改变或中断这一程序可能会导致他们焦躁不安或者产生暴力行为。还有些人可能会重复问同样的问题，或者坚持每天吃同样的食物，穿同样的衣服。玛丽亚喜欢把玩具或银器排成一行，如果东西被挪动，她就会大发脾气。她晚餐只吃通心粉和奶酪，如果再给她吃别的东西，她会变得非常激动，拒绝进食。

雅各布对他的《星球大战》素材有着自己的摆放习惯。他会在自己的房间里不停地翻看，看有没有东西被动过。如果他的房间有任何的变动，他就会变得非常具有攻击性，并且需要花很长时间才能平静下来。这种对改变的过度抗拒和由此产生的行为问题是ASD更令人苦恼的方面之一，家庭成员也会因此受到非常明显的影响。正如我在第七章中所描述的，许多家庭竭尽全力避免这种类型的冲突发生，但结果并不尽如人意（Durand, 2011c）。

对事物或话题的强烈关注

ASD患者对某些事物或主题的强烈关注往往使事情变得非常耗费精力。有些孩子需要随身携带喜欢的物品（如鞋带、小玩具），但在某些场合，对某样事物的过分关注是违反社会规则的（比如在学校上课时要抓住某一个玩具），这个时候矛盾就产生了。如果这种行为被打断，患儿通常会以发脾气或者对特定对象的重复请求来回应。高功能ASD患者可能倾向专注一个或多个主题（例如，雅各布对《星球大战》的痴迷）。虽然大多数人都有自己喜欢的兴趣领域（如音乐、老爷车、摄影），但ASD患者的不同之处在于他们的兴趣主宰了他们的生活。正如临床案例第一节所描述的那样，ASD患者对一个或多个话题有一种专一的迷恋，这导致他们不断将谈话引向这些领域，并不能和治疗师形成你来我往的交谈。

如果ASD患者的兴趣可以被正确地引导，那么他们这种对特定主题强烈关注的特点是有非常积极一面的。坦普尔·格兰丁（Temple Grandin）（可能是当今最有名的ASD患者之一）对牛和工程很感兴趣，她获得了畜牧业博士学位，并开发了以更人道的方式帮助奶牛从一个地方转移到另一个地方的围栏。在很多科研领域，研究人员需要将注意力集中于某个比较无趣的单一主题上，并且通常要持续几年或几十年，而有许多ASD患者成功地利用了自身的特点完成了相应科研工作。对ASD患者（通常是谱系更高功能一端的患者）认知技能的研究表明，因为某些视觉空间技能要求人员保持对局部信息的注意力，所以ASD患者在这些视觉空间技能上的表现要优于非ASD患者（Jolliffe & Baron–Cohen, 1997； Pellicano, Maybery, Durkin, & Maley, 2006； Plaisted, O'Riordan, & Baron–Cohen, 1998）。

对感官刺激反应过度或反应过低

这项内容是DSM–5新增加的，因为不管是通过他人观察还是自我报告，ASD患者有时会有关于感觉性方面的问题（Billstedt, Gillberg, & Gillberg, 2007； Leekam, Nieto, Libby, Wing, & Gould, 2007）。其他的诊断标准（比如DSM–IV–TR, ICD–10）没有将

这一项作为ASD的诊断标准（Wing, Gould, & Gillberg, 2011）。对不同的感官刺激表现出不同寻常的反应，这在大多数ASD患者身上是比较普遍的（并不是所有的ASD患者都有此特征），而且和其他类型的限制性和重复性行为一样，这对自身和家人的负面影响是非常大的（Billstedt et al., 2007）。

玛丽亚的父母报告说，当玛丽亚还是个婴儿的时候，她经常像是耳聋一样，对别人叫她的名字没有任何反应，即使是声音很大也没有反应。然而，还有一些ASD患者会因为巨大的噪音或者太暗、太亮的环境而变得非常烦躁。有趣的是，有些电影院为了解决这些问题，为ASD患者的父母提供"感官友好"的放映方式，比如在放映电影时开着灯，提供小面积放映厅，允许讲话等。有些ASD患者有不寻常的饮食习惯，是因为他们对某些气味和食材有偏好或厌恶（见本书第四章；Gaspar de Alba & Bodfish, 2011）。

第二节　诊断标准

DSM-IV-TR将自闭症谱系障碍和其他发育障碍归为广泛性发育障碍一类（美国精神医学学会，2000）。广泛性发育障碍患者在语言、社交和认知方面存在问题。"广泛"一词用来表示这些问题的影响并不是相对局限的，而是对个体的一生都会产生影响。在广泛性发育障碍的大类下包括典型自闭症、阿斯伯格综合征、瑞特综合征、儿童分裂障碍和待分类的广泛性发育障碍（PDD–NOS）。这些类别和ICD–10所描述的广泛性发育障碍大体一致（World Health Onganizotion，1993），见表2–1。

表2–1 自闭症相关障碍不同诊断标准的比较

DSM–5 神经发育障碍	DSM–IV–TR 广泛性发育障碍	ICD–10 广泛性发育障碍
A 09 自闭症谱系障碍（包括症状严重程度的说明）	299.00 自闭症	F84.0 儿童自闭症
排除 A 09 自闭症谱系障碍（不包括早期发育正常的）	299.80 瑞特综合征 299.10 儿童分裂障碍	F84.1 非典型自闭症 F84.2 瑞特综合征 F84.3 儿童分裂障碍
A 09 自闭症谱系障碍（包括症状严重程度的说明）	299.80 阿斯伯格综合征	F84.4 与智力迟钝和刻板动作有关的过动障碍 F84.5 阿斯伯格综合征
A 09 自闭症谱系障碍（包括症状严重程度的说明）	299.80 待分类的广泛性发育障碍（包括非典型自闭症）	F84.8 其他广泛性发育障碍 F84.9 未指明的广泛性发育障碍

注：DSM–5 =《精神疾病诊断与统计手册》第五版（Americon Psychiatric Association，2013）；DSM–IV–TR =《精神疾病诊断与统计手册》第四版修订版（Americon Psychiatric Association，2000）；ICD–10 =《国际疾病分类手册》第十版（World Health Onganizotion，1993）

在DSM–5中，这些病症中的大多数被重新定义为“自闭症谱系障碍”而非“广泛性发育障碍”。这些亚型的严重程度是不一样的（Frazier et al., 2012；Rutter, 2011b），主要区别在于症状的严重程度、语言水平和智力缺陷的程度。但其共有的特征是普遍的社交技能缺陷和行为模式受限，所以DSM–5不再对各种亚型设立单独的诊断标准。并且在DSM–5中，删除了可以用基因异常（如脆性X染色体）作更好解释的瑞特综合征这一亚型（Lord & Jones, 2012）。

雅各布和玛丽亚在与他人相处方面都有困难，而且两人的行为模式都受到限制（雅各布对《星球大战》和他的手指动作的过分迷恋；当排列物品被打断时，玛丽亚的大发脾气）。根据DSM–5，对他们的诊断结果是一样的，都属于自闭症谱系障碍（ASD）。

第三节　ASD的严重程度

DSM–5对应新划分的自闭症障碍两大诊断领域，将自闭症谱系障碍的严重程度划分为三级：需要极大支持（Ⅲ级）、需要较多支持（Ⅱ级）、需要支持（Ⅰ级）。针对两大领域——社交障碍和重复性行为，DSM–5也有单独的评分系统。这种对支持水平的关注而分级的方法类似于美国智力障碍和发展障碍协会（American Association on Intellectual and Developmental Disabilities）根据人们需要的支持或帮助的水平对智障进行的分类：间歇性的、有限的、广泛的或普遍的，而不是基于IQ分数（Thompson et al., 2009）。虽然该分级方式每一级都有定性的描述，但到目前为止还没有定量的标准。如果ASD患者没有极其明显的表现（例如，玛丽亚在3级，雅各布在1级），那么判断患者处于哪一级的严重程度是有困难的。

社会沟通技巧的严重程度

尽管取消了对自闭症障碍各亚型的区分，但DSM-5开创性地按照需要支持的程度对自闭症障碍进行分类，这可能是目前区分自闭症谱系两个极端的最好方法（参见图2-1）。例如，如果雅各布的母亲在场鼓励他将谈话内容聚焦在要谈论的话题上，那雅各布可以和其他人很好地互动（即需要支持）。但如果没有来自他人的这些提示，雅各布就会回到用他的关注点主导谈话的状态。治疗师或临床医生通过这些线索把他归为第1级（需要支持）。因为没有外界的支持，他的社交技能不足以维持与家庭成员以外的人的重要社会关系。

玛丽亚明显对其他人不感兴趣，除了需要他人为她获取东西（例如，架子上的玩具，橱柜里的饼干），这些线索表明她处于社交技能的第3等级范围（需要极大支持）。如果没有任何主要的干预来帮助她改变她的社会动机（在治疗一章中有描述），她就不太可能与他人发展重要的社会关系。

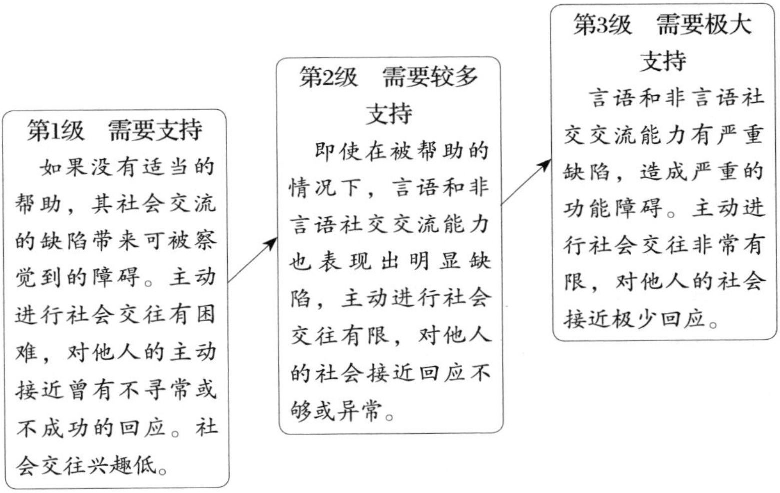

第1级　需要支持

如果没有适当的帮助，其社会交流的缺陷带来可被察觉到的障碍。主动进行社会交往有困难，对他人的主动接近曾有不寻常或不成功的回应。社会交往兴趣低。

第2级　需要较多支持

即使在被帮助的情况下，言语和非言语社交交流能力也表现出明显缺陷，主动进行社会交往有限，对他人的社会接近回应不够或异常。

第3级　需要极大支持

言语和非言语社交交流能力有严重缺陷，造成严重的功能障碍。主动进行社会交往非常有限，对他人的社会接近极少回应。

图2-1　社会沟通严重程度分级

将严重程度归类在第1级和第3级相对来说较为容易，但有时患者在临床表现上较为复杂，那对这类患者进行严重程度上的归类就会很难。对这种类型的评价系统进行量化，是未来诊断研究的一个主要目标。

限制性兴趣和重复性行为的严重程度

一个人的社会沟通能力水平与他们的兴趣限制和重复行为的严重程度之间似乎没有很强的相关性（Mandy & Skuse,

2008）。换句话说，兴趣受限和重复行为的严重程度与社交技能水平并不一致（见图2–2）。问诊那些典型肯纳综合征患者时，临床医生会发现他们的社交技能严重受限，但他们在兴趣受限和重复行为的方面表现并不明显，阿斯伯格综合征的患者也是如此。严重程度取决于这些行为的普遍程度、它们对日常功能的影响程度，以及患者对这些行为被打断时的抗拒程度。玛丽亚和雅各布在兴趣限制和重复行为这一维度上的严重程度可能会被诊断为2级，因为他们对改变他们日常生活的行为有非常强烈的抵制感。然而，当日常活动或行为被打断时，有的ASD患者会变得非常暴力（包括表现出明显的攻击性、发脾气甚至自残），即使他们在社会沟通技能这个维度上表现是良好的（Durand & Merges, 2009； Wegner, 2012）。

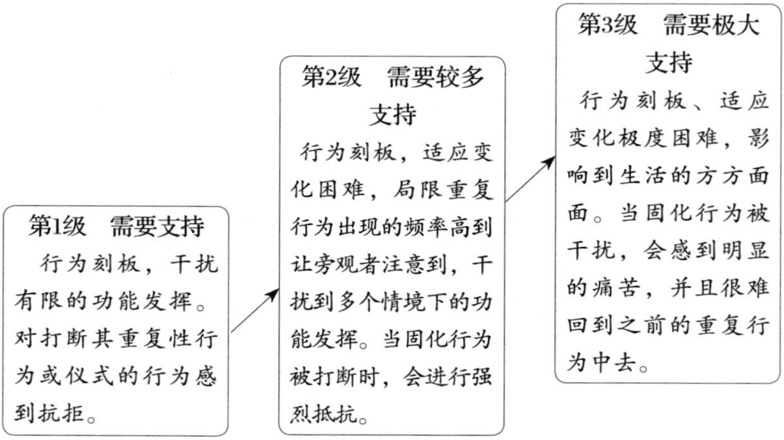

第1级　需要支持
行为刻板，干扰有限的功能发挥。对打断其重复性行为或仪式的行为感到抗拒。

第2级　需要较多支持
行为刻板，适应变化困难，局限重复行为出现的频率高到让旁观者注意到，干扰到多个情境下的功能发挥。当固化行为被打断时，会进行强烈抵抗。

第3级　需要极大支持
行为刻板、适应变化极度困难，影响到生活的方方面面。当固化行为被干扰，会感到明显的痛苦，并且很难回到之前的重复行为中去。

图2–2　限制性兴趣和重复性行为的严重程度分级

第四节　ASD诊断综述

DSM–5修正了之前的“自闭症三联征”（社会互动缺陷、沟通缺陷、受限和重复的行为和兴趣），将“社会互动缺陷”和“沟通缺陷”合并为“社交缺陷”，与原来的“受限和重复的行为和兴趣”构成了DSM–5的两大诊断领域。这种调整将为以后 ASD 的诊断和研究工作带来深刻的影响，研究人员有可能会针对这两大领域的特征来探索相应的生物标志和大脑机制（Happé & Ronald, 2008）。DSM–5增加了严重程度分级是为了指导临床医生和教育工作者进行进一步评估和治疗。

早期关于ASD患儿的研究表明，他们所表现出的社交和沟通困难可能从出生起就存在（Kanner, 1943）。然而，由于这些独特的行为在非常小的婴儿身上并不容易显现，所以通常直到他们长大一些才会被识别出来 （Kanner, 1943）。与此同时还有第二种发展模式：起初，幼儿似乎以一种常规的方式发展，但后来他们失去了他们曾经拥有的社交和沟通技能，最终表现得像ASD儿童，这种发展模式通常会在被诊断为儿童分裂障碍的病例中出现（Volkmar, 1992）。但对ASD高危儿童的研究表明，他们可能存在各种各样的发育表现，所以这种简单的诊断方式是不可靠的（Ozonoff, Heung, Byrd, Hansen，& Hertz-Picciotto, 2008）。在一项纵向研究中，研究人员发现，后来被诊断为ASD的儿童，在6个月大之前，在注视面部、分享微笑和对他人发声等技能方面似乎与他们的典型同龄人平行发展（Ozonoff et al., 2010）。在6个月大之后，他们开始出现了不同的发展模式，一些孩子开始失去（或退化）那些技能，而另一些孩子在更往后的年龄开始停滞和退化。一些研究表明，大脑中那些影响了杏仁核（大脑中与恐惧和焦虑有关的区域）的免疫功能变化可能会导致一些退行性ASD（Breece et al., 2012）。所以，DSM-5删除了将退行模式作为诊断标准的条目。我们之前对ASD的看法可能非常片面，关于ASD的诊断还有许多工作要做（Lord, Luyster, Guthrie, & Pickles，2012）。

ASD患者在智商测试中的分数表现不一。据估计，大约38%的ASD患者有智力障碍（以前称为智力迟钝，其定义为智商分数低于70，有适应性功能方面的相应缺陷，并在18岁之前表现出来；Baio, 2012）。

ASD患者的智商测试通常用来判断预后：孩子在智商测试中得分越高，他们就越可能不需要家庭成员或职业辅助人士的支持。相反，在智商测试中得分较低的ASD儿童更有可能在获得沟通技能方面严重延迟，并在长大后需要大量的教育和社会支持。

Kanner（1971）在他第一次与那11个被他诊断为“情感接触的自闭症障碍”的孩子接触后的28年中，对他们进行了跟踪调查。其中，只有2人算是“成功的故事”，另外有1个达到了“有限的积极状态”，其余三分之二的成年人住在收容所里。遗憾的是，目前缺乏对ASD病程的长期前瞻性研究（Howlin, 2005； Rutter, 2011a）。

有些人认为现有的评估体系可能需要被重新定义。例如，Henninger和Taylor（2013）认为，在评估ASD患者的严重程度时，考虑人与环境的契合度可能是有价值的。换句话说，如果生活安排、就业机会和同伴的社交活动能够适应ASD患者的需求，那ASD患者的评估结果就是积极的。这不是对ASD本身的功能进行评估，而是对是否以及如何提供支持来帮助患者成功度过成年期的评估。

因此，ASD患者后期的生活其实是他们自身行为以及周围环境如何适应他们的需求这两者结合的产物。这个角度可能会对那些担心孩子成年后境况的父母带来一丝宽慰，知道孩子的未来可能不会一直处于灰暗之中（Turnbull & Turnbull, 2011）。

临床注意事项：被标签化的阿斯伯格综合征

DSM-5中对阿斯伯格综合征单独分类的取消存在相当大的争议（Baron-Cohen, 2009； Frances, 2010）。除了质疑将这种障碍合并为泛型自闭症谱系障碍的科学依据外，社区中许多之前被诊断为阿斯伯格综合征的人觉得这个决定剥夺了他们的部分身份（Pellicano & Stears, 2011）。也有一些人并没有因为得到这样的诊断而感到羞耻或尴尬，而是欣然接受了自己的独特性。

一些人主张从“神经多样性”的角度来看待这些差异，或者将ASD仅视为一种不同但不异常的看待世界的方式（Armstrong, 2010； Singer, 1999）。事实上，有些人会骄傲地称自己为阿斯伯格综合征患者（Beardon & Worton, 2011），而那些没有阿斯伯格综合征的人有时会被轻蔑地称为神经典型症患者。因此，在探究这些症状如何影响ASD患者时，必须保持相当的敏感性（Kapp, Gillespie-Lynch, Sherman, & Hutman, 2013）。

第五节　ASD的流行病学

目前对ASD发病率的估计是基于以前DSM-IV-TR和ICD-10标准进行的（Lord & Bishop, 2010）。ASD曾被认为是一种罕见的疾病（例如，每10000个新生儿中只有1例），但最近对其发病率的估计显示其患病率在增加。Baio（2012）报告称，2008年，美国每88名儿童中就有1人被贴上某种形式的ASD标签，其中每54名男孩中就有1人，每252名女孩中有1人被诊断为ASD。发病率增加的大部分原因可能是多年来诊断标准的变化（Miller et al.，2013），以及专业人士和公众的意识增强（Fombonne, Quirke, & Hagen, 2011）。当然，这些变化背后的原因是复杂的，感兴趣的读者可以找到几篇就这个主题进行了深入思考的论文（例如, Fombonne et al., 2011； Liu & Bearman, 2012）。

还有另外一个担忧，临床医生之间的诊断结果不一致可能会导致发病率的上升（ Lord, Petkova, et al., 2012 ）。换句话说，由于DSM-Ⅳ-TR的诊断标准相对来说较宽泛，越来越多的人被贴上了各种自闭症相关障碍的标签。还有一个原因可能是迫于一些外界的人为压力，比如一些家长鼓励孩子接受ASD的诊断，因为学校通常会为被诊断为ASD的学生提供更广泛的服务，而不会为其他相关诊断（例如，学习障碍、智力障碍）提供广泛服务（Elsabbagh, Divan, et al.，2012）。

在ASD患儿中，性别差异显著，据报道平均男女比例为4.4：1（Fombonne et al.，2011）。大多数ASD患者在36个月前出现相关症状（American Psychiatric Association，2000）。

伦敦经济学院（London School of Economics）和宾夕法尼亚大学（University of Pennsylvania）的研究计算出，仅在美国，与照顾这些人相关的年度成本就高达1260亿美元（Knapp, 2012）。据估计，在美国，1个ASD患者一生的护理费用在140万美元到320万美元之间；在英国，费用大概在90万英镑到150万英镑之间（M. L. Ganz, 2007； Knapp, Romeo, & Beecham, 2009）。

临床注意事项：遗传咨询

对于已经有一个患有ASD孩子的父母来说，更紧迫的问题是，第二个孩子是否可能生来就患有ASD。以前，第二个孩子被诊断为ASD的可能性估计在4%到10%——比1%的普通人群要高，但相对来说风险还算低。但最近的研究表明，弟弟妹妹被诊断为ASD的概率可能接近19%（Ozonoff et al., 2011）。因为之前的研究中，对这些ASD患者同胞的评估在36个月左右就结束了，所以表现形式较温和的ASD（如阿斯伯格综合征）可能还没有被察觉，这意味着同胞患病率可能更高。虽然这种概率上的增长可能部分是之前所述的ASD诊断的普遍增加所导致的，但很多研究也显示，即使没有被正式诊断为ASD，许多患者同胞在社会认知技能方面也有一定的缺陷（Silverman et al., 2002）。很明显，这一信息对于父母来说是很重要的。

小结

ASD是一种神经发育障碍，其核心缺陷包括社交障碍和重复刻板的行为、兴趣。DSM–5将自闭症、阿斯伯格综合征、儿童分裂症候群以及待分类的广泛性发育障碍囊括到自闭症谱系障碍中。DSM–5以社交技能水平和限制性重复行为两大领域划定了3个不同严重程度的分级。ASD的病程在幼儿时期因个体而异，结果也可能大相径庭。

第三章　病因

自闭症谱系障碍（ASD）的病因学研究涉及多方面（例如，基因，神经科学，行为和认知影响，情感、文化、社会和人际因素，毕生发展等）。事实上，关于该谱系障碍的起源和发展问题是所有心理和精神疾病中最复杂的（Durand, 2011b；Durand & Barlow, 2010）。再加上ASD患者的临床表现范围很广，使得这个问题更加复杂。该领域已有大量的文献研究，其综述的全面性已超出了本指南的范围。本章的目标是提供更可靠和可接受的研究结果，这些结果对临床决策会有非常重要的影响。

ASD的致病因素并不是单一的，而是由几个（或多个）"自闭因子"共同组成（Durand, 2011b；Volkmar, Klin, Schultz, & State, 2009）。可能有许多生物学上的因素与环境的影响因素相结合，共同导致了ASD患者的异常行为。大多数关于ASD病因学的研究是以典型的自闭症患者（也就是肯纳综合征患者）为对象进行的，之后的研究也将是这样。关于阿斯伯格综合征类型ASD的信息就要少得多（Klin, 2011）。

ASD病因理论的历史背景在早期治疗中发挥很大作用，并且会极大影响专业人员如何看待父母（尤其是母亲）在这一疾病中所扮演的角色。本章描述了ASD的历史背景、遗传学的核心作用、基因与环境交互作用的研究概况以及这些交互作用对大脑发育的影响。 这一章的最后描述了大脑的变化如何影响ASD患者的社交技能和其他行为，以及这些变化如何影响他人与他们的互动（即基因—环境交互作用），并且还描述了每一个研究领域的临床意义。

第一节　以往研究的观点

早期理论认为典型的自闭症（肯纳综合征）是养育失败的结果（Bettelheim, 1967；Ferster, 1961；Tinbergen & Tinbergen, 1972）。患儿的父母具有完美主义、冷漠、孤僻的特征（Kanner, 1949），社会经济地位较高（J. Allen, DeMyer, Norton, Pontius，& Yang, 1971；Cox, Rutter, Newman，& Bartak, 1975），并且有高于一般人群的智商（Kanner, 1943）。诸如此类的描述也促发了一些理论，这些理论认为父母应对孩子的异常行为负责。这些观点摧毁了一代父母，令他们对自己孩子的问题感到非常内疚。

在一项重要的研究中，Lorna Wing（1980）调查了伦敦东南部整个地区的“典型自闭症”儿童和那些有智力缺陷但没有自闭症谱系障碍的儿童。她在观察这些孩子父亲的社会经济地位和该地区其他父亲的社会阶层（根据他们的职业来界定）时，并没有发现明显差异。然而，她也指出之所以会有之前的理论，是因为针对ASD患儿家庭的研究多是从全国ASD协会这些类型的组织中招募样本的，而社会地位较高的ASD患儿的父亲更有可能是这些类型协会的成员。因此，对家庭差异的早期观察结论可能源于样本选择偏差。接下来的研究使用了更大范围的儿童和家庭样本，表明典型自闭症患者的父母与正常发育儿童的父母在社会经济地位上可能没有显著差异（Bhasin & Schendel, 2007）。其他关于家庭成员的研究表明，他们可能在某些性格特征上（如冷漠、僵化）与普通人群有所不同（Seidman, Yirmiya, Milshtein, Ebstein, & Levi, 2012）。无论如何，我们现在知道父母如何抚养他们的孩子并没有直接导致社会沟通问题或限制性的和重复的行为模式的产生。

还有一些关于ASD病因的理论，是基于对一些患儿不同寻常说话模式的观察，他们倾向于避免第一人称代词（如“我”），而使用他（或她）。例如，如果你问一个ASD患者“你想喝点什么吗?”他可能会回答“他想喝点什么”（意思是“我想喝点什么”）。这一观察结果导致一些人推论ASD与缺乏自我意识有关（Goldfarb, 1963； Mahler, 1952）。专家认为

ASD患者的退缩反映了他们对自身存在意识的缺乏。然而，后来的研究（如，Lind & Bowler, 2009）表明，一些患有这种疾病的孩子确实表现出了自我意识，并遵循着一般发展的进程。和未患ASD的儿童一样，那些认知能力低于本应处于18至24个月预期水平的孩子也表现出很少的（或没有）自我认知，但那些能力更强的孩子则可以表现出自我认知。所以当ASD患者同时存在认知障碍或发展延迟时，可能会缺乏自我概念，但缺乏自我概念并不是ASD本身的特征。

重复别人说过的一个词或短语，这一现象曾被认为是ASD的一个不寻常的定义特征。然而，发展精神病理学的后续研究表明，重复他人讲话是大多数幼儿正常语言技能发展的一个阶段（Bartak & Rutter, 1974；M. Dawson, Mottron， & Gernsbacher, 2008）。即使是像有时出现在ASD患者身上的令人不安的行为（例如，敲打头部），在正常发育的婴儿身上也会以较温和的形式表现出来（De Lissovoy, 1962）。这种类型的研究已经帮助临床医生从关于自闭症谱系障碍的神话中分离出事实，并阐明发展在疾病中所扮演的角色。

ASD的早期观点认为，这些个体的异常行为更接近于智力障碍个体所表现出的沟通和社交技能发育迟缓。例如，Lovaas和Smith（1989）提出：

（a）自闭症儿童的行为符合其他个体学习行为的一般规

律；（b）自闭症儿童有许多单独性的行为困难，最好描述为发育迟缓；（c）许多自闭症儿童在某些环境中学习的东西与其他人一样多，尽管可能有些困难；（d）他们的困难可以看作是异常的神经系统与一般或典型环境之间的不匹配，而不是一种疾病。

换句话说，ASD患儿的大部分问题都是学习功能的问题，从理论上讲，ASD患儿都可以使用基本的学习原则进行学习。

目前，ASD领域的工作人员很少认为心理因素或社会影响在ASD的发展中起主要作用。让许多家庭感到宽慰的是，目前研究表明，父母的教养方式并不是自闭症的原因。此外，ASD与单纯的发育迟缓有着根本的不同，它涉及一系列复杂的发育变化，这些变化源于社会脑中的神经性障碍。这些变化不仅影响孩子学习的内容，也影响孩子如何进行学习。虽然环境干预可以成功地减轻这些困难的严重性，但社会化和交流等技能方面的缺陷以及限制性和重复性行为似乎有着环境干预解决不了的生物学根源。

第二节　遗传影响

很明显，ASD与遗传有关（Hallmayer et al., 2011； Rutter, 2011a），并且其遗传因素非常复杂（Addington & Rapoport,

2012； Caglayan, 2010； Klei et al., 2012）。我经常用一个比喻向患者的家人描述这种复杂性：研究导致ASD的基因，类似于调查抵达纽约肯尼迪机场的乘客们是如何来到这个机场的。虽然所有的航班都在同一个地方降落，但来自其他机场的国内和国际航班的排列组合数量令人震惊。不幸的是，自闭症谱系障碍的遗传学同样复杂，这一事实使得对这类疾病的理解和对可能的干预措施的识别变得更加复杂。多条染色体上的众多基因已经被认为在某种程度上与ASD的出现有关（Li, Zou, & Brown, 2012）。与其他心理疾病（如精神分裂症）一样，在大多数ASD病例中涉及众多基因，但每一个基因都只有较小的影响（Durand & Barlow, 2010）。

关于ASD遗传因素的研究发现，在许多情况下，要么在一条染色体上产生一个基因的额外拷贝，要么是某个基因的缺失（称为拷贝数变异；Luo et al., 2012）。因为我们的DNA是以每条染色体上相应或匹配的基因对组合起来进行工作的，一个或多个基因的增加或减少会导致发育中断。研究还发现，即使父母没有出现这些拷贝数变异，基因突变也会出现在孩子身上。基因突变最初可以发生在某一个家庭成员中，这是由于父母一方的生殖细胞（卵子或精子）或受精卵在受孕后发生了突变（称为新生突变），并且越来越多的证据表明，一些ASD患者的基因中表现出这种类型的突变（Kong et al., 2012； Sanders et al., 2012； Sebat et al., 2007）。目前尚不清楚这些遗传物质发生变化的原因，但它们可能使ASD的患病风险增加5至20倍（Neale et al., 2012）。新生突变有助于解释为什么这种疾病可以发生在没有ASD家族病史的家庭中。

临床注意事项：父母的负罪感

在20世纪60年代末和70年代，许多人认为ASD患儿之所以患病是因为他们的母亲。失败的教育方式——在幼儿时期不够亲切（冰箱妈妈）——被认为是导致这些孩子经历各种社交困难的原因（Bettelheim, 1967）。这样的观点使许多母亲感到十分内疚，因为她们不知何故使自己的孩子背离了她们和他人。现在，尽管临床医生不认为养育方式是导致自闭症谱系障碍的主要原因，但基因作用的证据有时会导致父母经历“基因内疚感”，也就是对孩子因为遗传物质而患上ASD的负罪感。虽然在某些情况下存在遗传因素，但也有一些情况是由怀孕前或子宫内的基因变化引起的。在那些没有任何类似ASD或相关疾病的家庭中，这些突变可能是部分原因（Geschwind, 2009）。临床医生可以帮助那些对ASD患儿感到内疚的父母，让他们了解ASD有多复杂，每个孩子和家庭的生育结果有多么不可预测。目前，还没有简单的基因测试可以明确预测孩子是否患有自闭症谱系障碍。

综合征型ASD和非综合征型ASD

ASD的遗传学研究显示，有的ASD症状与许多其他疾病症状相关（称为综合征型ASD），而有的ASD症状是由特定基因变化导致的（称为非综合征型ASD；Caglayan, 2010）。约10%的ASD患者属于综合征型（Persico & Bourgeron, 2006）。例如，瑞特综合征以前被归为“广泛性发育障碍”（其中包括自闭症和阿斯伯格综合征），因为患有这种综合征的儿童表现出自闭症的社交和行为特征。DSM-5修改了将“广泛性发育障碍”作为这类综合征统称的决定，因为（a）个体在短时间内表现出与ASD相关的行为，（b）使用“与已知的医学障碍或遗传条件相关”的临床说明可能更有价值，以明确这些行为具有明确的可识别来源（American Psychiatric Association，2013）。

ASD患者中更常见的症状包括脆性X染色体综合征、安格曼综合征（由母源15号染色体q11-13上的印记基因缺陷导致的，主要表现为缺乏语言能力、运动平衡失调、癫痫等）和史—李—欧综合征（由胆固醇合成缺陷引起的）。这些症状中有许多与智力缺陷有关，所以这就会使ASD与智力缺陷的区分变得非常复杂（Dykens & Lense, 2011）。换句话说，社交障碍和异常行为问题在智力障碍人群中很常见，所以并不能说存在这些问题就一定是ASD患者。此外，ASD在某些综合征患者中的患病率与一般人群相似，这可能会让这些综合征与ASD的相关性存在疑问。

90%的ASD病例属于非综合征型（Persico & Bourgeron, 2006）。在X染色体上发现了几个可能导致ASD的基因（例如，在以下位置发现的突变：Xq13.1, Xp22.33, Xq28）。因为男性只有一条X染色体，所以那条染色体上的任何突变都会被表达出来，并影响以后的发育。这也许可以解释为什么ASD在男性中的患病率比女性高得多（1/54的男孩比，1/252的女孩比；Baio，2012）。

有一个备受关注的研究领域是关于催产素受体基因的。催产素（oxytocin）是大脑下丘脑分泌的一种多肽荷尔蒙，主要用来调节我们的社交行为，研究人员正在研究催产素受体基因是否与社交功能失调有关。初步的工作已经确定ASD和催产素受体基因之间存在联系（Wermter, et al.，2010）。然而，当研究的样本（包括ASD患者）不断增多时，ASD和催产素受体基因的联系又消失了（Tansey et al.， 2010），这表明基于这些基因图谱可能会发现ASD患者的某些亚群。从临床角度来看，一些应用研究显示，在给予催产素后，一些自闭症患者的重复行为和社会认知能力有了一定程度的改善（ Domes, Heinrichs, Michel, Berger, & Herpertz, 2007； Guastella et al., 2010； Hollander et al., 2003）。

了解ASD的遗传基础是一个重要的研究目标。但更重要的是，要明确即便知道一个人有某个或某几个特定致病基因也只会得到一些概率信息。换句话说，一种致病基因的存在对个体的影响是不确定的，拥有该基因并不意味着疾病或功能失调一定会表现出来（一个例外是亨廷顿氏舞蹈症，它是由4号染色体上的基因缺陷引起的，任何拥有这种基因的人最终都会患上这种疾病；Ross & Tabrizi, 2011），但像亨廷顿氏舞蹈症这样的决定性基因是罕见的。更常见的是许多对最终结果仅做出微小贡献的基因（Fraser & Marcotte, 2004）。这些基因被认为是概率性的，研究人员正在识别几十个基因，这些基因的某种组合会导致ASD的症状。因此，即使研究人员能够识别出导致ASD的全部基因，并且能够在个体中找出它们，也只能以概率的方式预测特定个体是否会患有ASD，无法对这种疾病的结果和病程进行确定性的预测。

临床注意事项：关于基因检测的争议

尽管我们对ASD遗传学复杂性的理解有了快速的进展，但我们获得的信息还不足够或者说还不能用于提供精确的遗传咨询（Jordan & Tsai, 2010）。例如，虽然ASD肯定受基因影响，但最近的研究指出了新生突变的重要作用（在双亲中都不存在的基因变化；Sebat et al., 2007），从而使预测更加复杂。目前也没有明确的ASD生物学标记可用于产前鉴定。因此，临床医生在向家属提供建议时需要谨慎。（有关遗传检测的专业指导方针，请参见生物伦理委员会、遗传学委员会和美国医学遗传学和基因组学学院社会伦理和法律问题委员会等机构的相关说明）

一些人认为被诊断为ASD的儿童应该进行基因检测（Herman et al., 2007； Lintas & Persico, 2009； Shen et al., 2010）。识别罕见基因突变的技术也在不断改进。但是家庭应该为他们患有自闭症的孩子额外花费几千美元进行基因检测吗？目前，通过这种检测可以获得的信息可以识别已有的基因突变。然而，这些检测结果并不能传达有关疾病过程的信息，也无助于提出治疗建议。虽然它可能为一些父母提供关于他们孩子ASD可能起源的部分答案（例如，一个特定染色体的缺失），但是没有针对这些突变的基因治疗，并且即使知道这一点，临床医生也不能以此为依据给患者提供有效的干预。

更有争议的是是否应该建议进行产前基因检测（例如，Wapner, 2012），可以在儿童身上进行的基因测试也可以在发育中的胎儿身上进行。如果子宫内存在遗传条件，这些测试可以在怀孕早期为父母提供信息。然而，由于ASD是由多种因素引起的，这些类型的测试不能提供关于儿童患ASD的可能性或其最终严重程度的确切信息。此外，同样的伦理问题也会出现。知道胎儿有一种与自闭症相关的特定突变，这对孩子出生后的发育情况的预测几乎没有任何帮助。

遗传和环境的交互作用

ASD表现出的是一种神经发育的变异。换句话说，随着时间的推移，非典型的变化会发生在大脑的发育过程中。其中一些变化可归因于刚才描述的遗传差异（例如，拷贝数变异、罕见突变）。但了解ASD发展的一个重要研究领域是探索环境影响如何与这些遗传影响相互作用（Szatmari, 2011）。就ASD而言，需要研究的环境因素是多种多样的。本节简要介绍目前正在进行的一些研究。

众所周知，毒素如杀虫剂、丙戊酸盐或孕妇风疹可与遗传物质相互作用，导致基因功能发生有害变化。一项关于ASD病因的研究是探究杀虫剂的危害，例如，杀虫剂通过一种氧化应激过程（破坏细胞清除有害自由基的正常过程）来制造伤害（Chauhan & Chauhan, 2006）。一些研究表明，在ASD患者群体中观察到的某些基因突变使他们特别容易受到这类毒素的侵害（Shelton, Hertz-Picciotto，& Pessah, 2012）。这种基因与环境的相互作用说明了ASD病因的研究工作是多么复杂。

还有一些其他的产前事件也可能与ASD有关。例如，几项研究表明，孕妇持续发烧似乎会增加新生儿患ASD的风险（例如，Atladottir, Henriksen, Schendel， & Parner, 2012）。另一方面，研究人员在研究孕妇在怀孕期间受流感病毒感染可能产生的影响时，得出了复杂的结果（Atladottir et al., 2012；Zerbo et al.,2013）。研究还针对妊娠期间代谢状况，如糖尿病、高血压和肥胖在ASD患病中发挥的作用进行了探究。在一项基于遗传与环境因素的儿童自闭症患病风险（CHARGE，Childhood Autism Risks from Genetics and the Environment）大型研究中，研究者观察了517名患有ASD的孩子，172名发育迟缓但没有ASD的孩子和315名对照组孩子，所有被试的年龄在2到5岁。研究人员最终通过数据分析发现，当母亲在怀孕期间具有一个或多个这样的代谢问题时，孩子患ASD的风险会增加（Krakowiak et al.，2012）。总而言之，产前暴露于一系列危及妊娠的条件下可能会增加儿童患ASD的风险，但这些危害条件没有一个是起主导作用的（Gardener, Spiegelman, & Buka, 2011； Volk, Lurmann, Penfold, Hertz-Picciotto, & McConnell, 2013）。

有许多临床医生需要和患儿的家庭成员一同进行工作，那在对未来怀孕计划提出建议等方面有原则或指导可循就很重要了。首先，很明显，并不是所有接触过毒素、高烧、流感病毒或怀孕期间有一系列代谢问题的母亲最终都会生下患有ASD的孩子。虽然这些因素可能会增加风险，但前面描述的遗传影响也会起作用。与此同时，如果头胎是患有ASD的孩子，并且父母预计会有更多的孩子，那么通过良好的产前护理（例如，使用产前维生素和补充剂，母亲接种流感疫苗），这种风险可能会降低。

年龄较大的父母生下患有ASD孩子的风险似乎有所增加。例如，以色列的一组研究人员发现，与30岁以下的父亲相比，40岁以上的父亲生下患有ASD的孩子的可能性要高出5倍以上（Reichenberg et al.，2006）。同样的相关性似乎也适用于母亲的年龄（Croen, Najjar, Fireman, & Grether, 2007； Durkin et al., 2008； Parner et al., 2012）。这种联系是如何发生的还没有被完全解释，但新生突变的作用至少是部分原因。换句话说，随着精子和卵子的衰老，它们更有可能接触到各种各样的毒素，这些毒素会增加这类基因改变的风险。了解到这一点是很具有临床意义的。年龄较大（大于40岁）的父母头胎已经是ASD患儿，那么他们的下一个孩子患ASD的可能性要更大。在这种情况下，临床医生必须要向他们提供这些信息，以帮助他们做出进一步的决策。

临床注意事项：疫苗在 ASD 中的作用

最近 20 年 ASD 领域中最具争议性的话题之一是麻疹—腮腺炎—风疹三联疫苗（MMR 疫苗）对 ASD 可能发生的作用。疫苗中使用的一些防腐剂（例如硫柳汞，一种以汞为基础的化合物，也是一种防腐剂和抗真菌剂），或给儿童接种的疫苗数量的普遍增加可能是导致 ASD 儿童确诊率增加的原因（Plotkin, Gerber, & Offit, 2009）。这一争议源于一篇论文的发表，该论文指出，某些儿童最初的发育是正常的，但在他们接受MMR疫苗后不久功能就退化了。因这项研究有许多方法上的缺陷，后来被质疑并撤回（Wakefield et al.，1998）。对疫苗和ASD关系的研究一直没有发现二者之间的联系。例如，在日本横滨进行的一项人口研究，他们减少并最终停止注射MMR疫苗，仍然发现ASD的发病率在上升（Honda, Shimizu, & Rutter, 2005）。一个相关的理论是，在MMR疫苗防腐剂中发现的硫柳汞与幼童的神经发育相互作用，从而导致ASD的症状。此外，由于自20世纪80年代起疫苗种类的增长（同时诊断为ASD的患者数量上升），一些研究人员推测疫苗会在某种程度上摧毁或削弱了这些儿童的免疫系统（Plotkin et al., 2009），导致了过去十几年中ASD患者数量的增加。但大量的流行病学研究表明，ASD与硫柳汞或增加疫苗的使用之间并没有联系（Hviid, Stellfeld, Wohlfahrt, & Melbye, 2003； Rutter, 2011a； Stehr-Green, Tull, Stellfeld, Mortenson, & Simpson, 2003）。尽管有流行病学上的证据，但许多家庭相信儿童接种MMR疫苗和ASD患病风险是有一定相关性的。这种恐惧导致了英国和美国接种疫苗的儿童数量显著减少（McDonald, Pace, Blue， & Schwartz, 2012）。许多有ASD患儿的家庭因为这个原因而推迟或不给其他孩子接种疫苗（Kuwaik et al.，2012）。这是一个潜在的公共卫生问题，可能会使孩子们面临感染以前罕见疾病的风险。

第三节　神经系统的影响

关于ASD患者大脑功能障碍的研究进展迅速（Minshew, scherf, Behrmann, &Humphreys, 2011）。例如，大量的研究集中在ASD患儿执行功能的缺陷上（即组织和控制认知能力的能力；Yoder & Belmonte, 2011）。这一领域的最新研究结果表明ASD是一种发育性神经生物学疾病，这意味着ASD患儿的大脑会发生各种各样的发育变化（Minshew & Keller, 2010）。在正常发育的大脑中，会发生一系列的发育变化，包括神经元的产生和运动，树突（神经元的分支，负责与其他神经元交流）和突触的连接，最终突触修剪和细胞程序性死亡。后一个过程通过去除未使用的或冗余的脑细胞使大脑更有效率。不幸的是，在这些阶段中的任何一个阶段发生的变化都可能导致后期流程出现严重的中断。这些变化，虽然还没有被完全解读，但可以解释社交和行为上的困难，以及ASD患者所表现出的优势。

Kanner在他最初对11个自闭症患者的随访中发现，其中4个孩子的头部异常的大（Kanner, 1971）。尽管头部异常大没有被认为是这种疾病的特征，但当代的研究重新审视了这一观察结果。ASD患者大脑发育过程中出现的常见变化之一是早期（6个月大时）白质发育增加，随后在幼儿时期（12个月大时）出现高原效应（Wolff et al., 2012）。大脑中的白质（相对于灰质来说）被认为是大脑不同部分的中继通道，并协调大脑活动。在这种情况下，脑细胞过度发育可能不是一件好事，它可能会导致社会大脑的异常发育（Courchesne, Webb, & Schumann, 2011）。另一个表明大脑对ASD有影响的发现是，浦肯野细胞（Purkinje cell）数量的减少导致小脑的尺寸减小（G. Allen &

Courchesne, 2003； S. H. Fatemi et al., 2002）。这些细胞主要参与运动反应，它们在ASD患者中的缺失模式表明它们在产前就已受损（S. Fatemi et al.，2012）。虽然浦肯野细胞在ASD中的作用尚不清楚，但它可能是寻找ASD患者亚群的一个有希望的领域，特别是那些可能伴有运动症状困难的患者（如精细运动障碍）。

一个有趣的研究领域涉及对杏仁核的研究，杏仁核是大脑中与焦虑和恐惧等情绪有关的区域。研究人员对ASD患者死后的大脑进行研究发现，患有ASD的成年人和没有患ASD的成年人的杏仁核大小差不多，但患病者杏仁核结构中的神经元较少（Schumann & Amaral, 2006）。早期的研究表明患ASD的儿童实际上有一个更大的杏仁核。有一种理论认为，ASD患儿的杏仁核在早期就增大了，从而影响了他们的焦虑和恐惧程度（可能导致了他们的社交退缩）。在持续的压力下，压力荷尔蒙皮质醇的释放会损害杏仁核，导致成年时这些神经元的相对缺失。受损的杏仁核可能是ASD患者对社会环境做出不同反应的原因（Lombardo, Chakrabarti, & Baron-Cohen, 2009）。一些关于强迫症的研究表明，杏仁核的异常活动在强迫症的起源中扮演着重要的角色（van den Heuvel et al., 2004）。强迫症患者的强迫行为（例如，仪式有助于降低与强迫思维有关的焦虑感）和ASD患者表现出来的重复行为（例如，玛丽亚将玩具和银器排列起来，如果被打扰她会变得很烦躁）很类似，可能也是因为杏仁核异常。

面部识别与处理

ASD患者很难与他人进行交流，他们往往更喜欢“事物”而不是人。最近对ASD患儿和没有这些障碍的婴儿的研究可能会对这一特征问题以及它可能如何发展提供一些启示。例如，一些研究表明ASD患者倾向于避免看脸部照片（G. Dawson, Carver, et al., 2002； Remington, Campbell, & Swettenham, 2012）。还有一项研究以有患ASD风险的婴儿（家庭成员中有人患ASD）和没有风险的婴儿为研究对象，并测量他们在看到人脸照片时的大脑活动（Elsabbagh, Mercure, et al., 2012），随后，对这些儿童进行了追踪调查，探究是否有被试在36个月大时被诊断出患有ASD，他们发现最终被诊断为ASD的患儿在6至10个月大时大脑对面孔的反应已经与未患病的儿童有所不同了。也就是说，在明确婴儿患ASD之前，他们大脑的反应就已经不同了（Elsabbagh et al., 2009）。

很明显，如果你避免看着别人，你在学习交流和社交技巧时就会处于劣势。通常情况下，4个月大的婴儿会看说话者的脸（Lewkowicz & Hansen-Tift, 2012），4到8个月大的时候，他们把注意力从说话者的眼睛转移到嘴巴上，以获取视听线索，12

个月时开始转回到眼部。这意味着婴儿不仅仅是在听话，他们还通过观察说话人的眼睛和嘴巴来学习。因此，如果患有ASD的婴儿不看脸，他们将处于明显的劣势。但他们为什么要避免看脸呢?

一些人认为ASD患者在与人接触时会感到焦虑，所以他们会避开人。但当研究人员研究兴奋唤醒反应时，他们得到的结果往往是喜忧参半。在一项研究中，安排ASD患者和非ASD患者（对照组）分两次看一些面部照片（Kleinhans et al., 2009），研究人员通过功能性磁共振成像来监测他们的大脑活动，结果发现当他们第一次看某张面部图片时，两组人的杏仁核的兴奋度都增加了。一张陌生的新面孔可能会让任何人产生轻微的焦虑，因为所有的新特征都需要考虑。当照片第二次被展示时，非ASD患者已经习惯了，所以他们没有产生与第一次同样程度的兴奋反应。但ASD患者并没有形成习惯，他们继续表现出过度兴奋。由于不习惯面对面孔，ASD患者每次与人见面时都可能会感到刺激过量。这个研究和其他研究（Kliemann, Dziobek, Hatri, Baudewig，& Heekeren, 2012；Swartz, Wiggins, Carrasco, Lord，& Monk, 2013）可能有助于：（a）理解为什么ASD患者会回避面孔，（b）描绘ASD患者后来出现的问题的发展进程，包括他们的社交障碍和沟通困难。这种类型的研究可能有助于解释为什么ASD患者联合注意力缺乏或受损 （G. Dawson,

Munson, et al., 2002）。

我们再回到玛丽亚的案例，观察她在学前班的表现可能有助于理解面部加工和学习困难的关系。她坐在一张桌子旁，她的老师试图让她指着一张她贴了标签的照片（“玛丽亚，指那张狗的照片”）。玛丽亚在椅子上扭来扭去，环顾着房间，没有注意到任何特定的人或事。几分钟后，玛丽亚还是没有指那张照片，老师就亲自拿起她的手指向那张照片，然后老师递给她一个iPad以奖励玛丽亚五分钟都没有离开座位。玛丽亚迅速将耳机插入平板电脑，打开电脑，点击视频图标，选择一部电影，快速快进到一个特定的片段，专心地看电影。她的老师说：“玛丽亚用平板电脑用得比我熟练。”之前提到的玛丽亚在回应成年人提出请求时的困难，可能更多地与面孔厌恶（或许是对他人的普遍厌恶）有关，而不是无法理解复杂的任务。这项基础研究可以用来帮助像玛丽亚这样的孩子通过科技来学习，也可以帮助他们减少对人脸的恐惧反应。我将在第六章进一步探讨这些问题。

心理理论

儿童心理理论是儿童在成长的过程中，逐渐发展出的一种对自己和他人心理状态的理解能力。这种能力对于学习重要的社会技能似乎是极其重要的（Baron-Cohen, 1997； Baron-

Cohen, Tager–Flusberg, & Cohen, 2000）。但ASD患儿似乎缺乏这种解读自己和他人意图和情绪的能力。例如，如果一个女人低着头慢慢地向你走来，你会立即注意到一些非语言信号，并试图判断她可能在想什么或有什么感受（例如，“她看起来很悲伤”“我想知道她发生了什么事”）。在我们还是孩子的时候，没有人教我们这样做。我们同情他人或“感受”他人情感的能力自然而然地与我们对他人的内在兴趣结合在一起，形成了解释他人意图的倾向。

然而，如果这种对他人想法和感受的兴趣受损或缺失，成功的社会交流就会变得困难得多。例如，雅各布曾经描述过他如何在咖啡店里和一个年轻女人聊天。他看见她和一群年轻女子在谈话，他走过去，因为他觉得她很漂亮。他做了自我介绍，她看着他，微微一笑，说了声“嗨”，然后转过身继续她的谈话。雅各布不明白，尽管她向他打招呼，但她的转身是一个信号，表明她对与他交谈不感兴趣。他的反应是走到另一边，这样他就面对着她，开始问她是否对《星球大战》感兴趣。当她要求他不要打扰她们时，他困惑了。他把她回打招呼理解为她喜欢他的信号，而他没有把这种非语言信号理解为相反的含义。

一些研究表明，阿斯伯格综合征患者在进入青春期时，似乎在心理理论任务方面表现不错。一些患有ASD的青少年似乎也能够应对复杂的社会交往，比如使用讽刺，或者能够在社会叙事呈现时推断出他人的心理状态（比如，对社会交流的描述；Scheeren, de Rosnay, Koot, & Begeer, 2013）。然而，这种情况可能是因为某些ASD患者的死记硬背能力比较强，并不代表他们在感受他人情绪（共情）的潜在能力上的改善，而这种能力的缺乏将继续干扰ASD患者的社会交往。例如，雅各布可以了解到，当他说话后，年轻女性把目光从他身上移开，这意味着她们对他不感兴趣。但他不能理解更加细微的社交暗示，比如把目光移开，面无笑容，这些都是不感兴趣的表现。在教授ASD患者心理理论时你会发现，尽管许多人能够理性理解语言和非语言暗示的意图，但他们并不能实现共情和社交能力的全面提高（Begeer et al., 2011）。在他们感觉不到他人感受的情况下教授这些技能会使学习适当的社交技能变得复杂。

基因—环境交互作用模型

基因—环境交互作用模型表明，因遗传易感性而在患者身上表现出的病症，可能会使他们在社会活动中遭遇负面的环境因素，又反过来促进疾病的发生。在ASD患儿中，他们的社交厌恶和不寻常的行为会导致其他人对待他们的态度与对待正常发育的儿童不同。而这可能会进一步加剧孩子在成长过程中的问题。例如，在与有严重行为问题（如攻击和发脾气）的孩子一起时，一些父母和老师改变了他们对待孩子的方式，以避免导致爆发（Durand, 2011c；Steed & Durand, 2013）。老师可能会发现困难的学习任务会增加情绪爆发的风险，因此他们选择不把这些任务分配给阿斯伯格综合征患儿，尽管他们有完成这些任务的认知能力，这就导致了患儿学习能力的延迟。例如，父母会因为担心孩子在公共场合出现不合时宜的行为举止，或者害怕其他孩子会觉得他们的孩子很古怪，所以他们避免带孩子去公园或其他孩子的家里。而这就限制了向同龄人学习的社交机会，并可能导致社交延迟的增加（第七章概述了如何帮助这些家庭）。更多关注基因—环境交互作用模型的研究将有助于未来对ASD儿童的干预工作（G. Dawson, 2008）。

小结

关于ASD的遗传和神经生物学研究指出了一系列复杂的发育事件，这些事件导致了在ASD患者身上观察到的社交障碍。生命初期社交注意的减少和社交动机的降低就已经开始偏离重要技能（如社会交往和沟通技能）的正常发展轨道（G. Dawson et al., 2012； M. H. Johnson et al., 2005； Mundy & Neal, 2000）。避免看他人的面部会妨碍模仿学习，进而影响社会功能的发展，也会影响到共情和感受能力的发展，以及学习心理理论的能力。ASD的不同表现（例如肯纳综合征、阿斯伯格综合征）是如何在这一人群中发生的，这一点还尚不明确。然而，有一点是明确的，对ASD患者进行早期的干预是非常有必要的。

在介绍治疗的那个章节将会谈到，集中和强化干预会极大地帮助ASD患儿改进认知和社会能力。而且有越来越多的证据表明，这种类型的行为干预也可能直接改变发展中的社会脑（G. Dawson et al., 2012； Voos et al., 2013）。换句话说，通过使用行为干预技术来提高患儿的社交注意和动机程度，有可能可以预防早期社会不规范行为带来的一些后果。

第四章　共病情况

患有ASD的人通常伴有共病，这说明除了ASD本身的症状外，还需要对患者的表现进行全面的评估。虽然共病与ASD的症状有所出入，但对每个症状进行评估有助于了解每位病患的特殊性。一些共同的表现可以帮助我们进一步理解不同类型的ASD，并帮我们划分出有意义的分组。此外，其中有些问题是家庭非常关心的（例如，睡眠问题、肠胃问题），导致这些家庭每天面临很大的压力。

第一节　智力障碍

在肯纳综合征型ASD患者中，最常见的共发问题是智力障碍（以前称为智力迟钝），约有三分之二的人在智商测试中得分显著低于平均水平（Dykens & Lense, 2011）。相比之下，阿斯伯格综合征患者没有表现出这些认知发展延迟的特点，但他们在语言和社交方面有更多的困难。通常那些与已知的遗传综合征（如脆性X染色体、安格曼综合征、结节性硬化症）相关的ASD患者也可能有轻微到严重的不同程度认知障碍。智力障碍的存在以及ASD的核心症状（社交技能缺失、兴趣受限和重复行为）会使提供教育服务这项工作更加复杂。此外，智力障碍的存在也可以预测这些个体在后期的发展结果较差（Kanne et al.，2011）。对ASD患者和共病智力障碍患者的干预包括特殊教育服务，这些服务不仅关注ASD症状，还关注促进其自理能力（例如，吃饭、穿衣）的发展（Durand, 2005）。

第二节　癫痫

很大一部分ASD患者随着年龄的增长会出现癫痫发作。一项针对在儿童时期被诊断为ASD的成年人的大型研究发现，其中22%的人经历了癫痫的反复发作，通常在10岁以后发病（Bolton et al., 2011）。据估计，ASD患者患癫痫的可能性大约是普通人群的10到30倍，在智力障碍的ASD患者中癫痫发病率更高（Tuchman, 2011），并且癫痫发作往往是更严重的全身事件（癫痫大发作或全身性强直阵挛）。癫痫在女性、智障和语言表达能力差的人群中更为常见（Bolton et al., 2011）。有癫痫发病史的ASD患者通常预后较差（Berg & Plioplys, 2012；

Tuchman, 2011）。所以对癫痫的早期识别和治疗可能有助于改善这些患者的预后。

第三节　焦虑障碍

焦虑症状在ASD患者中很常见（White, Oswald, Ollendick, & Scahill, 2009）。据估计，大约50%~80%的人可以被诊断为一种或多种焦虑症，包括简单恐惧症、广泛性焦虑症、分离性焦虑症、强迫症（OCD）和社交恐惧症（de Bruin, Ferdinand, Meester, de Nijs, & Verheij, 2007； Leyfer et al., 2006； White et al., 2009）。有研究显示，在有变化或压力的情况下，ASD患者和非ASD患者的皮质醇（压力和焦虑的生物标记）水平和反应有所不同（Spratt et al., 2012）。越来越多的阿斯伯格综合征患者被诊断患有一种或多种焦虑症（Szatmari & McConnell, 2011）。可能因为肯纳综合征患者的行为比较难以解释，所以看起来只有阿斯伯格综合征的患者会被诊断有焦虑症。例如，玛丽亚会在嘈杂的人群面前兴奋地拍手，她的父母认为这是她在试图把自己从不喜欢的噪声中隔开或转移开注意力。在ASD患者中也会经常观察到不恰当的情感表现，比如在明显的负面状况中，孩子还是会微笑（Durand & Mapstone, 1997）。

有许多量表可用于对该人群的焦虑和相关问题进行更规范的评估，例如成人社会焦虑量表（La Greca, 1999），儿童焦虑多维量表（March, 1999），儿童行为自我评价量表（Reynolds & Kamphaus, 1998）等。可以使用认知行为疗法（CBT, cognitive behavior therapy）对这类人群进行干预（Szatmari & McConnell, 2011）。有一项随机临床试验以20名阿斯伯格综合征患儿为被试，采用CBT对其焦虑症状进行干预，而后对干预效果进行了评估（Reaven, Blakeley-Smith, Culhane-Shelburne, & Hepburn, 2012）。研究人员采用了常规的CBT方法来减少儿童的焦虑（例如，逐步暴露、放松和深呼吸、情绪调节策略、认知自我控制），以提高这些儿童的语言和认知能力。大约50%的被试焦虑症状在临床层面上有显著地减轻。有青少年工作背景和接受过认知行为治疗培训的临床医生也发现类似的方法对这类群体是有帮助的（Reaven, Blakeley-Smith, Nichols, & Hepburn, 2011）。

越来越多的证据表明，改良的CBT可以帮助某些阿斯伯格综合征患者减轻焦虑症状（Chalfant, Rapee，& Carroll, 2007；White et al.，2010；Wood et al., 2009）。约有20%患有ASD的学龄儿童经常服用抗焦虑药物（如SSRI类药物；Pringle, Colpe, Blumberg, Avila, & Kogan, 2012），但是还没有证据证实这类药物在ASD人群中的有效性（Szatmari &McConnell, 2011）。

有些研究者认为，某些ASD患者所表现出的重复性行为，以及被打断这些行为时表现出来的爆发性行为，类似于强迫症的特征（Jacob, Landeros-Weisenberger，& Leckman, 2011；Taylor & Hollander, 2011）。虽然这些行为的形式在被诊断为强迫症的人（例如，检查、清洁、计数）和患有ASD的人（例如，排列物品、触摸）之间往往有所不同，但运动部分和认知部分（例如，持续性思维）的重叠表明，这两种障碍之间可能存在某种联系。遗传学研究表明，ASD患者的家庭成员患OCD的风险更高（Jacob et al.，2011）。有一些样本量较小的研究表明，使用对强迫症有效的治疗方法对ASD患者进行干预，可能会有一定程度改善，但这种改善可能并不会持续（Boyd, Woodard, & Bodfish, 2011； Lehmkuhl, Storch, Bodfish, & Geffken, 2008； Reaven & Hepburn, 2003）。

第四节　情感障碍

高功能ASD患者群体常报告有抑郁的出现，比例约为25%~34%（Ghaziuddin, Ghaziuddin, & Greden, 2002； Mayes, Calhoun, Murray, Ahuja, & Smith, 2011）。抑郁和孤独的感觉通常与建立和维持社会关系的困难联系在一起（Whitehouse,

Durkin, Jaquet, & Ziatas, 2009）。研究表明，相对来说，那些对自己和同龄人的社会差异有更深入了解的高功能ASD患者，更容易出现抑郁症状（Hedley & Young, 2006）。而相对来说，那些对自己的社会处境了解不深的典型ASD患者，并不能报告自己的抑郁症状。正如我们在雅各布的案例中所看到的，这些报告更多来自ASD患者的父母，而不是自我报告（Butzer & Konstantareas, 2003）。因为肯纳综合征患者本身的沟通困难，所以在这一群体中抑郁症的诊断通常是根据父母的报告做出的，因此也存在问题（Mayes, Calhoun, Murray, & Zahid, 2011）。

有一些小样本研究表明，向ASD患者教授社交技能可以改善自我形象和自我报告的抑郁情绪（Hedley & Young, 2006），但还没有大量的研究表明在这一领域有既定的治疗方法。虽然对抑郁症的药物干预（SSRIs）在正常发展中的儿童和青少年以及ASD患者中很常见（Pringle et al.，2012），但这些药物在ASD患者群体中的有效性的研究是有限的（Szatmari & McConnell, 2011）。

第五节　注意缺陷与多动障碍

注意缺陷与多动障碍（ADHD）的典型症状——注意缺陷、冲动和多动——也常在ASD患者中观察到（Mayes &

Calhoun, 2007；Mayes, Calhoun, Mayes，&Molitoris, 2012）。此外，这两组患者的行为问题和神经认知缺陷相似（Mayes & Calhoun, 2007）。对ADHD的行为治疗方法也会应用在治疗具有同样症状的ASD患儿群体中，这些方法课堂和家庭干预中都会使用（Pfiffner et al., 2011； Volpe, Young, Piana, & Zaslofsky, 2012）。功能性行为评估是对行为问题进行评估，并且鼓励替代性行为（例如教一个孩子请求帮助，而不是离开座位或大发脾气），并确保将这种鼓励行为落实到家庭和学校里。另外，当ASD患儿表现出ADHD症状时，常采用药物干预。据报道，大约三分之一的ASD学龄儿童使用兴奋类药物治疗ADHD的症状（Pringle et al., 2012），但这种药物似乎只对少数ASD患儿是有效的，并且还有一些无法忍受的副作用（Research Vnits on Pediatric Psyshopharmacology Autism Network，2005）。

第六节　胃肠性问题

随着韦克菲尔德等人（1998）发表了一项有争议的研究（后来被撤回），ASD患者的胃肠道问题成为焦点。这项研究目的是想确定ASD患儿下消化道炎症问题的病因。作者假设ASD患儿在经历一段发育之后的退行表现和同时发生的胃肠道问题都与麻疹—腮腺炎—风疹三联疫苗的接种有关。尽管这项研究后来遭到质疑，但它确实引起了家长们一段时间的担忧：他们的孩子都有各种各样的肠胃问题，包括腹泻、便秘和胃痛（Buie,Campbell, et al., 2010）。一项大样本研究发现，大约42%的ASD患儿的父母报告孩子有胃肠道问题，而他们的未患ASD的兄弟姐妹只有12%被报告有胃肠道问题（Wang, Tancredi，& Thomas, 2011）。由于沟通困难，准确报告胃肠道问题可能会变得复杂，尤其是对于那些肯纳综合征型ASD的患者（例如，他们看起来很不舒服，但却不能说出是否和哪里疼）。此外，如果孩子的饮食受到严重限制（例如，纤维含量低），饮食困难可能是造成胃肠道问题的一个原因。压力也有可能引起胃肠道问题。虽然ASD患者有可能表现出便秘和腹泻等症状，但还没有证据显示他们有患任何特定的胃肠道疾病的风险（Buie, Campbell, et al., 2010）。临床医生可以使用常规医学指南对ASD患者的胃肠道症状进行评估和治疗（Buie, Fuchs, et al., 2010）。

第七节　进食困难

ASD患儿通常被认为是“挑剔的”，他们要吃的东西一般不能有特殊的味道或食材非常不常见（Ledford & Gast, 2006）。

如果不想吃某种事物，他们可能会大发脾气，甚至升级到被噎住、呕吐、窒息（Schwarz, 2003）。这当然会引起家人对他们营养问题、肠胃问题的担忧（S. L. Hyman et al., 2012; Sharp et al., 2013）。例如，玛丽亚可以吃的食物非常有限，每晚只吃特定品牌的通心粉和奶酪。

关于进食问题的评估通常包括对孩子接受和拒绝食物类型和质地的评估，以及对食物拒绝的性质和破坏的严重程度的评估（例如，Ahearn, Castine, Nault, & Green, 2001）。比如，有计划性地给孩子提供不同的食物，并记录被咬和拒绝的次数。对食物挑剔和拒绝进行干预的研究主要局限在小样本中，这些研究通过奖励患儿他们喜欢的食物来增加他们对不太喜欢的食物的食用量（Matson & Fodstad, 2009）。由于会有窒息的风险，所以一定要由经验丰富的临床医生对患儿进行进食困难的干预。

第八节　睡眠障碍

据报道，睡眠问题影响50%~80%的ASD患儿（Couturier et al., 2005； Krakowiak, Goolin–Jones, Hertz–Picciotto, Croen, & Hansen, 2008； Richdale & Schreck, 2009）。ASD儿童进入青春期后会出现更多的睡眠问题，而且随着时间的推移，他们

往往会持续经历睡眠问题（例如Goldman, Richdale, Clemons, & Malow, 2012； Sivertsen, Posserud, Gillberg, Lundervold, & Hysing, 2012）。ASD患儿的睡眠问题会引发很多后续问题（Durand, 2013）。睡眠不足会影响身体各个系统，增加患心血管疾病的风险（Barclay & Gregory, 2013）。此外，睡眠不好会影响他们在学校的学习和行为表现（Staples & Bates, 2011），以及整体的情绪状态（Berger, Miller, Seifer, Cares, & Lebourgeois, 2012）。这些影响会对其他家庭成员造成极大的干扰，严重影响家人们睡眠，增加家人们的压力。

ASD患儿的睡眠问题包括入睡困难、睡眠中断、深度睡眠时间短、总睡眠时间短和睡眠持续时间短（Goldman et al., 2012； Richdale & Schreck, 2009）。这包括破坏性或非破坏性的夜间醒来。ASD患者较高的睡眠障碍患病率似乎部分是由神经生物学对睡眠的影响和ASD本身的影响重叠造成的。例如，睡眠障碍和ASD中都会出现GABA（一种抑制性神经递质）和褪黑激素（一种大脑激素）的异常表现（K. P. Johnson & Malow, 2008）。这些系统的紊乱会导致睡眠质量下降和昼夜睡眠周期的变化（Durand, 2013）。

可以通过睡眠问卷对睡眠问题进行初步的筛查，睡眠问卷有儿童睡眠问卷（Chervin, Hedger, Dillon，& Pituch, 2000）和儿童睡眠习惯问卷（Owens, Spirito, & McGuinn, 2000）。临床医生可以通过对这些问卷的结果进行分析确定睡眠问题的类型。一旦确定了睡眠问题，医生通常建议父母检查孩子每天睡觉和醒来的时间，完成睡眠日记。这些信息用于帮助临床医生设计干预措施。如果怀疑呼吸问题与睡眠中断有关，建议进行夜间睡眠评估（多导睡眠图评估）。

关于ASD患者睡眠问题的治疗研究主要是ASD患者的个案研究（Schreck, 2001； Vriend, Corkum, Moon, & Smith, 2011）。这些研究的数量越来越多，使得人们有信心采取几种不同的干预措施来帮助解决睡眠问题，包括失眠的变化情况、睡眠时间表的调整、睡眠限制和预定唤醒（Durand, 2013）。这些方法可用于帮助临床医生评估睡眠问题和实施适当的干预措施，以适应特定的睡眠障碍和家庭的需要（Durand, 2008）。

小结

ASD的临床表现因常见的相关疾病而复杂化。精神病学和医学上的共病使得患者在日常活动中面临更多的挑战，如饮食和睡眠，这也对家庭、教师和其他人的耐心、能力水平提出了更高的要求。但是越来越多的研究对这些困难的评估和治疗提供了新的思路，并对如何进一步改善ASD患者及其家人的生活提供了更乐观的看法。

第五章　筛查、诊断和评估

临床评估自闭症谱系障碍（ASD）是一个三级过程：筛选可能存在的ASD（1级）；正式诊断评估（2级）；评估重要的相关技能，如适应行为、运动技能、社会交流和认知发展（3级）。最后一个过程对制订适当的综合干预计划至关重要。

第一节　早期筛查

如果对ASD症状的干预在生命早期就开始了，那将会获得最有利的结果。有充分的证据表明，早期的强化干预可以使ASD患儿在社交和沟通技能方面获得实质性的提高（Peter-scheffer, Didden, Korzilius, & Sturmey, 2011）。因此，越来越多的人希望能尽早确诊ASD。几个国家级协会（包括美国神经病学学会、美国心理学会、美国儿童和青少年精神病学学会和美国儿科学会）建议进行对ASD的早期筛查，特别是当孩子年龄在18到24个月大时（Warren & Stone, 2011）。该建议主要是要帮助那些有早期问题的家庭，并促进更成功的早期干预。考虑到早期诊断的重要性，有些人认为所有的婴儿都应该进行自闭症谱系障碍筛查（C. P. Johnson & Myers, 2007）。但这有可能会导致误报率高（即，没有ASD的儿童被误诊为患有ASD），这将大大增加父母的焦虑，并可能导致对许多不需要干预服务的儿童进行昂贵的治疗 （Al-Qabandi, Gorter, & Rosenbaum, 2011）。

从理论上讲，在幼儿12到14个月的时候就可以使用筛查工具来识别ASD，但是目前的实践并没有跟上这种发展（Zwaigenbaum, 2011）。例如，在美国某些地区，首次诊断的平均年龄晚至5岁或更大（Autism and Developmental Disabilities Monitoring Network，2007； Pringle et al., 2012）。对于患有阿斯伯格综合征的儿童来说，这个年龄甚至更晚，在最初诊断时平均只有7岁多一点（Interactive Autism Network，2010年）。临床医生应该很敏锐地察觉到ASD的早期征兆，对家人报告儿童在某些方面的发展有所延迟有很高的警觉性，家人报告的方面可能包括社交技能（如眼神交流、社会微笑、社会兴趣）、语言（如胡言乱语）、视觉跟踪（如长时间盯着一个玩具）或者坚持一个特定的程序（如，如果玩具排成一排，哪怕只是稍微移动一下，他们就会发脾气）。还有，ASD患儿的兄弟姐妹患病风险更高一些，我们应该密切关注这一群体的发展。如果在这些领域中有任何问题，建议完成初步筛选，以确定是否需要进行更全面的评估。

幸运的是，有许多经过验证的筛查工具可供使用。表5-1和表5-2分别展示的是对肯纳综合征和阿斯伯格综合征常用的筛查工具。包括每项评估如何执行以及该工具的敏感性（即，“真阳性”的平均百分比或识别ASD患者的准确性）、特异性（即，“真阴性”的平均百分比或识别某人未患ASD的准确性）。一般认为，这些分数应该是70%或更高才是可被接受的（Barnes, 1982）。

为了说明这些筛选工具，本节后文提供了幼儿自闭症检查表（修订版）（M-CHAT）的问题，以及关于如何给父母的回答打分的说明。

对于那些被怀疑患有阿斯伯格综合征的ASD患者，可以使用的筛查工具数量虽少，但也在不断增加。需要注意的是，筛选工具适用于4岁以上的儿童，因为在4岁以下的儿童中很难发现阿斯伯格综合征的ASD症状（见表5-2）。

早期筛查工具之一是儿童自闭症测试（CAST；以前称为儿童阿斯伯格筛选测验；Scott, Baron-Cohen, Bolton，& Brayne, 2000）。可由家长或教师填写（见本节后文）。

用于识别早期婴幼儿ASD的筛选工具问题很简单，并且提供了相对简单的评估。M-CHAT是一份简短的问卷，可以给父母使用。虽然问题本身相对简单［例如，“你的孩子对其他孩子感兴趣吗?”“你的孩子曾经带过东西给你（父母）看吗?”］，建议进行一次后续访谈，以帮助澄清这些回答，并减少误报的数量（Yama, Freeman, Graves, Yuan, & Campbell, 2012）。

表5–1 婴幼儿早期筛查工具（针对肯纳综合征型ASD）

工具名称	适用年龄范围	操作	敏感性	特异性
幼儿自闭症检查表（Baron–Cohen, Wheelwright, et al., 2000）	18～24个月	9项由父母报告，5项由健康专家观察	35%~38%	98%
幼儿自闭症检查表（修订版）（Robins, Fein, Barton, & Green, 2001）	16～30个月	23项条目，由抚养者报告	77%~97%	95%~99%
自闭症特征早期筛查问卷（Dietz, Swinkels, Daalen, Engeland, & Buitelaar, 2006）	14～15个月	两级筛选过程：首先根据家长报告的四项调查问卷进行预先筛选；如有必要，由心理健康专家进行一次家访问卷调查（14个条目，由家长报告）	23%~88%	28%~99%

续表

工具名称	适用年龄范围	操作	敏感性	特异性
婴幼儿检查表（Wetherby, Brosnan–Maddox, Peace, & Newton, 2008）	9～24个月	24个项目，由抚养者报告	90%~93%	90%
2岁儿童自闭症早期筛查表（Stone, Coonrod, & Ousley, 2000）	24～35个月	12项互动筛选工具；要对观察、评分、录像以及记录反馈表现的相关人员进行培训	83%~95%	73%
婴儿自闭症观察量表（Bryson, Zwaigenbaum, McDermott, Rombough, & Brian, 2008）	6～18个月	半结构化活动的18项直接观察测量，由经验丰富的专业人士进行操作	84%	98%

表5-2　婴幼儿早期筛查工具（针对阿斯伯格综合征型ASD）

工具名称	适用年龄范围	操作	敏感性	特异性
自闭症谱系筛查量表（Ehlers, Gillberg, & Wing, 1999）	7~16岁	27个项目，由未经培训的人员填写即可	62%~93%	33%~86%

续表

工具名称	适用年龄范围	操作	敏感性	特异性
社交能力量表（Rutter, Bailey, & Lord, 2003）	4岁及以上	由抚养者填写的问卷	88%	71%~72%
澳大利亚阿斯伯格综合征量表（Rutter, Bailey, et al., 2003）	5岁及以上	24个项目，由家长、老师或是专业人士填写	95%	52%
儿童自闭症测试（Baron-Cohen, Wheelwright, et al., 2000; Scott, Baron-Cohen, Bolton, & Brayne, 2002; Williams et al., 2006）	4~11岁	37个项目，由抚养者报告	100%	97%

经过验证的自闭症筛查工具：幼儿自闭症检查表（修订版）

请填写以下关于您孩子平时的情况。请尽量回答每一个问题。如果这种行为很少见（例如，见过一两次），请回答“否”。

1. 您的孩子喜欢在您的膝盖上摇摆、弹跳等吗？ 是 否
2. 您的孩子对其他孩子感兴趣吗？ 是 否
3. 您的孩子喜欢攀爬什么东西吗，比如爬楼梯？ 是 否
4. 您的孩子喜欢玩躲猫猫的游戏吗？ 是 否
5. 您的孩子是否曾经有过假装的行为，例如，假装打电话、照顾洋

娃娃或其他事情?　是　否

6. 您的孩子曾经用他 / 她的食指指向想要得到的东西吗？　是　否

7. 您的孩子曾经用他 / 她的食指指着某种事物，表示对某事感兴趣吗？　是　否

8. 您的孩子能正确地玩小玩具（比如，汽车）吗? 而不只是说话、摆弄或丢弃它们？　是　否

9. 您的孩子有没有带过东西给您（父母）看？　是　否

10. 您的孩子是否会看您的眼睛超过一两秒钟？　是　否

11. 您的孩子是否曾经对噪音过于敏感（例如，堵耳朵）？　是　否

12. 您的孩子会对您的微笑做出回应吗？　是　否

13. 您的孩子模仿您吗？（例如，您做了个鬼脸，孩子会模仿吗？）　是　否

14. 当您叫他 / 她的名字时，他 / 她会回应吗？　是　否

15. 如果您指着房间另一头的玩具，孩子会看吗？　是　否

16. 您的孩子会走路吗？　是　否

17. 您的孩子会看您正在看的东西吗？　是　否

18. 您的孩子会在他 / 她的脸附近做出不寻常的手指动作吗？是　否

19. 您的孩子是否试图将您的注意力吸引到他 / 她自己的活动上？　是　否

20. 您有没有想过您的孩子是不是聋了？　是　否

21. 您的孩子能听懂别人说的话吗？　是　否

22. 您的孩子是不是会有时盯着空气看或者漫无目的地闲逛？是　否

23. 当面对不熟悉的事物时，您的孩子是否会看着您的脸来观察您的反应？　是　否

注：更多详细信息请登录网址 http：//www.autismspeaks.org/what-autism/diagnosis/m-chat. 评分说明可从作者处获得（http：//www2.gsu.edu/~psydlr/DianaLRobins/Official_M-CHAT_Website_files/M-CHAT_score_rev.pdf）。未能通过检查表的儿童应由临床医生进行更深入的评估，或转介专家进行发展性评估（Robins et al., 2001）。

经过验证的自闭症筛查工具：儿童自闭症测试

请填写以下关于您孩子平时的情况。请尽量回答每一个问题。如果这种行为很少见（例如，见过一两次），请回答“否”。

1. 他/她很容易和其他孩子一起玩游戏吗？ 是 否
2. 他/她会主动来找您聊天吗？ 是 否
3. 他/她是在2岁的时候说话吗？ 是 否
4. 他/她喜欢运动吗？ 是 否
5. 对他/她来说，融入同辈群体很重要吗？ 是 否
6. 他/她是否注意到被别人忽略的不寻常细节？ 是 否
7. 他/她是否倾向于从字面上理解事物？ 是 否
8. 当他/她3岁的时候，他/她会花很多时间在一些假装行为上（例如，扮演一个超级英雄，或者过家家）吗？ 是 否
9. 他/她是否喜欢一遍又一遍做同样的事情？ 是 否
10. 他/她觉得和其他孩子交流容易吗？ 是 否
11. 他/她能保持双向对话（有问有答）吗？ 是 否
12. 他/她的阅读能力与他/她的年龄相称吗？ 是 否
13. 他/她是否和他/她的同龄人有相同的兴趣？ 是 否
14. 他/她的兴趣是不是占用了他/她太多的时间，以至于他/她几乎不做其他事情？ 是 否
15. 他/她有朋友吗，而不仅仅是熟人？ 是 否
16. 他/她是否经常带他/她感兴趣的东西给您看？ 是 否
17. 他/她喜欢开玩笑吗？ 是 否
18. 他/她在理解礼貌行为的规则上有困难吗？ 是 否
19. 他/她对细节是否有特别的记忆力？ 是 否
20. 他/她的声音是否不同寻常（例如，过于成熟、平淡或非常单调）？ 是 否
21. 人对他/她重要吗？ 是 否
22. 他/她会自己穿衣服吗？ 是 否
23. 他/她善于在谈话中轮流发言吗？ 是 否

24. 他 / 她是否能与其他孩子进行富有想象力的游戏，并参与角色扮演？ 是 否

25. 他 / 她是否经常做或说一些不得体的事情？ 是 否

26. 他 / 她能数到 50 而不漏掉任何数字吗？ 是 否

27. 他 / 她是否有正常的眼神交流？ 是 否

28. 他 / 她是否有任何不寻常和重复的动作？ 是 否

29. 他 / 她的社会行为是非常片面的，总是按照他 / 她自己的方式吗？ 是 否

30. 当他 / 她想表达“我”时，他 / 她有时会说“你”或“他 / 她”吗？ 是 否

31. 他 / 她是否更喜欢像演戏或讲故事这样富有想象力的活动，而不喜欢数字或事实清单？ 是 否

32. 他 / 她有时会因为没有解释清楚他 / 她在说什么而失去听众吗？ 是 否

33. 他 / 她会骑自行车吗（即使有稳定器）？ 是 否

34. 他 / 她是否试图将常规强加于自己或他人，从而导致问题？ 是 否

35. 他 / 她在乎其他人对他 / 她的看法吗？ 是 否

36. 他 / 她是否经常把谈话转到他 / 她最喜欢的话题上，而不是顺着对方想要谈论的话题？ 是 否

37. 他 / 她有奇怪或不寻常的短语吗？ 是 否

注：计分规则如下：1, 2, 5, 8, 10, 11, 13, 15, 16, 17, 21, 23, 24, 27, 31 和 35 题，如回答“否”，计 1 分；6、7、9、14、18、19、20、25、28、29、30、32、34、36 和 37 题，如回答“是”，计 1 分。将各题项得分相加即为总分，可能最高分为 31 分，15 分以上表示有可能患自闭症谱系障碍或相关社交障碍。来源：F. Scott, S. Baron-Cohen, P. Bolton, and C. Brayne, The CAST（Childhood Asperger Syndrome Test）：Preliminary Development of UK Screen for Mainstream Primary-School Children , 2002, Autism, 6, pp. 6–31. 检索地址：http：//www.autismresearchcentre.com/arc_tests.

第二节　诊断

如果早期筛查提示婴幼儿可能存在ASD，可以通过标准化诊断评估来确认诊断。其中一些工具（见表5–3）是上一节所述筛选工具的细化，由抚养者完成。此外，也可以采用半结构式访谈和观察性测量来获取更详细的信息。表5–3展示了一些常用的测量工具。虽然类似于社会响应能力量表（Constantino & Gruber, 2002）这样的问卷可以由抚养者或老师来填写，并且操作起来也很容易，但是ASD的诊断仍应由有经验的临床医生来进行（Steiner, Goldsmith, Snow, & Chawarska, 2012），因为诊断结果对预后和治疗的意义是非常重大的。目前，自闭症诊断观察表（Lord et al., 2000）被认为是诊断ASD的“黄金标准”，临床医生需要经过专业的训练才可以使用该量表进行诊断。

表5–3　ASD的诊断工具（针对肯纳综合征型ASD）

工具类型	诊断工具	操作
量表	自闭症行为检查表（Krug,Arick, & Almond, 1980）	57个题项的检查表，由教师完成
	Gilliam自闭症评定量表（Gilliam, 1995）	56个题项的问卷，分为四个部分，其中一个分量表（14个题项）由抚养者完成
	社交能力量表（Rutter, Bailey, et al., 2003）	40个题项的筛查量表，由抚养者完成
	社会响应能力量表（Constantino & Gruber, 2002）	65个题项的量表，由抚养者或是教师完成

续表

工具类型	诊断工具	操作
半结构化访谈	自闭症诊断访谈（修订版）（ADI–R；Rutter, Le Couteur, & Lord, 2003）	标准化、半结构化的诊断性访谈，由受过培训的专业诊断人员对抚养者进行访谈；诊断人员必须有从事自闭症谱系障碍和广泛性发育障碍的教育和培训工作的经验，已完成相当于12~18小时专业继续教育学分的临床培训，并在非正式评估中实践使用ADI–R；诊断人员必须完成额外的研究培训工作坊和练习，对ADI–R的理解有相当的准确性后，才可在正式评估实践中使用ADI–R
	社交沟通障碍的诊断性访谈（Wing, Leekam, Libby, Gould, &Larcombe, 2002）	由抚养者回答的半结构化访谈
观察性测量	儿童自闭症评定量表（Schopler, Rei-chler, & Renner, 1986）	15项行为观察量表，由训练有素的观察者评定
	自闭症诊断观察表（ADOS；Lord et al., 2000）	一系列结构化和半结构化的互动展示，全程录像，并由训练有素的专业诊断人员进行打分；诊断人员必须有从事自闭症谱系障碍和广泛性发育障碍的教育和培训工作的经验，已完成相当于12~18小时专业继续教育学分的临床培训，并在非正式评估中实践使用ADOS；诊断人员必须完成额外的研究培训工作坊和练习，对ADOS的理解有相当的准确性后，才可在正式评估实践中使用ADOS

有专门针对阿斯伯格型ASD患者的诊断工具，表5–4列举了两种。有一些诊断肯纳综合征型ASD的工具（如自闭症诊断观察表）也可用于诊断阿斯伯格型ASD患者。需要注意的是，表格中的自闭症谱系商数问卷（Baron–Cohen, Wheelwright, et al., 2000），是一种自我报告的测量方法，允许平均IQ或高于平均IQ分数的成年人使用，以识别可能表征为阿斯伯格型ASD的行为和特征。

表5–4　ASD的诊断工具（针对阿斯伯格综合征型ASD）

诊断工具	操作
自闭症谱系商数问卷（Baron–Cohen, Wheelwright, et al.，2000）	50个题项，自我报告
自闭症谱系筛查问卷（Ehlers et al., 1999）	27个题项，未经过培训的人员填写即可

临床注意事项：诊断的信度

ASD的鉴别诊断从表面上看起来比较简单。然而，有研究指出ASD患者的诊断存在很大差异（Sharma, Woolfson， & Hunter, 2012）。在一项对2100多名4~18岁儿童的研究中发现，即使使用相同的诊断方法，诊断结果会因为地点的不同而出现差异（Lord， et al.，2012）。对这种差异性的一种解释是，不同类型障碍的针对性服务（例如，一个针对ASD儿童的优秀项目）会对诊断结果产生很大影响。换句话说，希望得到更好的干预措施（例如，更高的师生比例，更好的训练有素的教师）可能导致临床医生对处于ASD边缘但还未达到诊断标准的儿童做出ASD的诊断。来自家庭和教育项目的压力可能会过度影响这些决定，临床医生应该警惕这种现象。

第三节　评估

通常，临床医生会对患者在社会交流、认知发展、适应行为和健康问题等方面上的表现进行评估，并对不寻常的运动技能或感觉行为进行筛选。此外，如果该患者还表现出一些破坏性行为，那么还需要进行更加具体的评估。任何共病情况（如焦虑、睡眠问题、注意力缺陷与多动障碍）都可能对患者当前和未来的发展有影响。如果评估信息的来源只是单一的，那评估结果会存在很大的差异，因此必须从多个信息提供者（例如，父母、教师、自我报告、临床观察）处获取信息（Jepsen, Gray, & Taffe, 2012）。本书并不能对所有可用于ASD患者的评估工具进行全面论述，但是会对常用的评估工具尽可能进行介绍。

智力评估

由于认知功能水平与适应行为水平、症状严重程度和结果相关，因此评估ASD患者的智力功能至关重要（Filipek et al., 1999）。阿斯伯格型ASD患者在智商测试中的得分将在平均水平或高于平均水平。他们在语言或认知发展方面没有明显的延迟，但是他们在语言能力方面可能比在行为表现方面得分更高，这种情况应该在治疗计划中加以考虑（例如，对学业表现的影响）。那些患有肯纳型ASD的人在智商测试中得分较低。

然而，对这些结果的解释必须谨慎。因为ASD患者（尤其是肯纳型）往往没有明显的社会动机，他们在这些测试中可能无法达到最佳水平。换句话说，他们可能不会花大力气去取悦父母或老师。一些研究表明，增强动机水平（例如，考试时坐在自己喜欢的角落里）可以显著提高这一人群的分数（L. K. Koegel, Koegel，& Smith, 1997）。但显然，需要注意的是，这些改变不能与标准化的评估操作规则有太多不同，导致评估结果无效。

通常对语言能力较强的人进行的智力测试包括韦氏智力测验，如韦氏学龄前及幼儿智力量表（第3版），韦氏儿童智力量表（第4版），韦氏成人智力量表（第4版）（ Wechsler, 2002, 2003, 2008）和斯坦福–比奈智力量表（Roid, 2003）。对于沟通能力较差的人，也可以进行各种智力测试。考夫曼儿童评估测验（第2版）（A. S. Kaufman & Kaufman, 2003）适用于2.5~12.5岁的有接受语言能力的儿童。雷特国际行为量表（修订版）是一种完全非语言的测试（适用于2~21岁的人），非常适合那些技能非常有限的人（Leiter, 2002）。马伦早期学习量表是为年龄在1~42个月的幼儿设计的，用来评估包括粗大运动、精细运动、视觉接收、接受性语言和表达性语言等方面的技能（Mullen, 1997）。

社会交流评估

通常，在ASD患者的诊断评估过程中会发现他们在社交技能方面存在缺陷。例如，前面描述的自闭症诊断观察表会包括对各种社会技能的评估（联合注意力的存在、发起社交和对他人主动社交的响应等）。然而，由于对社会情况的反应因人而异、因环境而异，治疗计划常常需要更具体的信息（Murray, Ruble, Willis，& Molloy, 2009）。专门设计用于评估阿斯伯格综合征患者社会功能的一个工具是范德比尔特ASD治疗研究中心（TRIAD）设计的社会技能评估（Stone, Ruble, Coonrod, Hepburn，& Pennington, 2003）。这个评估工具采用多方收集信息的方式，以评估患者社会功能发展的四个方面：（a）理解他人情绪和观点的能力；（b）发起互动的能力；（c）维持互动的能力；（d）回应他人的能力。在最初的研究中，向多方收集信息被证明是非常有价值的，由于在不同的社会环境中，教师和家长观察到的特定社会行为并不总是相同的。评估通常在向家长、教师等人员收集信息之后，再由经验丰富的专业人士观察（无干预，被评估人自然发生的社交情况）结果来补充评估所需信息。

语言评估很重要，因为语言能力往往可以预测长期结果（Howlin, 2005）。对于那些已经有语言能力的人来说，IQ测试的语言分测试通常能提供关于他们能力的有用信息。此外，其他工具可以用来进一步评估接受性词汇技能（例如，皮博迪图片词汇测试（第3版）；Dunn & Dunn, 1997）和表达词汇能力（例如，表达性单字图片词汇测试；Brownell, 2000）。ASD患者通常还在肢体语言和理解他人意图等社交技巧的使用能力上很有限，也有针对这些特定技能的评估工具（如交流和象征性行为量表；Wetherby & Prizant, 2002）。所有这些信息都由跨学科团队进行汇编和使用，同时由语言病理学家提供相关专业信息，以帮助设计适当的干预计划。

适应性行为评估

适应性功能指的是个人应对日常生活需求的能力，以及他们在多大程度上符合同龄人、社会文化背景和社区环境对个人独立性的期望标准。文兰适应性行为量表（第2版）（Sparrow, Cicchetti，& Balla, 2005）是使用最广泛的工具之一，用于评估沟通、日常生活技能、社交、运动技能和适应不良行为。与智力评估一样，相关人员在使用时应考虑工具是否适合孩子的社会文化背景、教育、相关限制、动机和合作等。

挑战性行为评估

有两种评估策略用于有问题或挑战性的行为，如攻击、发脾气、自残或重复行为等。评估第一阶段是找出那些在家庭、学校或社区环境中最具破坏性的行为。有一些虽然是为一般发育的儿童设计的行为量表，但其中有几种也可以用于评估阿斯伯格型ASD患者，却不可以用于肯纳型ASD患者，这些工具包括儿童行为检查量表（Achenbach & Edelbrock, 1991），学前儿童行为量表（Behar & Stringfield, 1974），康纳斯评级量表（第3版）（Conners, 2008）。发展行为检查表（Einfeld & Tonge, 1989）和儿童行为检查表（修订版）中有很多特定的条目也可用来评估ASD患者。还有一些工具也可以用于做相关评估工作，包括行为问题量表（Rojahn, Matson, Lott, Esbensen, & Smalls, 2001），异常行为量表（Aman, Tasse, Rojahn, & Hammer, 1996）和尼松格尔儿童行为评定表（Aman et al., 1996）。

评估的第二阶段是确定问题行为的功能（Durand, 1990），这是制定适当的行为干预措施所必需的。换句话说，我们的目标是评估是什么导致了问题行为的发生及持续（例如，有可能是为了获得他人的注意，逃避不愉快的情况等）。功能评估有不同的形式，为了提高评估结果的准确性，通常建议使用多种形式的评估。许多策略对于确定行为的功能是有用的，包括非正式的观察、先行行为—后果图、功能分析和等级评定量表。其中，功能分析——通过操纵环境的各个方面来评估行为变化——经常被认为是确定行为问题功能的最佳方法（Hanley,

Iwata，& McCord, 2003），然而，由于受各种条件的限制，很难将评估环境设置为最优的状况。所以，我们可以使用评估工具补充更多的行为功能信息，工具包括动机评估量表（Durand & Crimmins, 1988），功能分析访谈表（O'Neill, Horner, Albin, Storey, & Sprague, 1990），行为功能问卷（Paclawskyj, Matson, Rush, Smalls, & Vollmer, 2000）。这些工具可提供有关行为功能的综合信息，用以确定适当的干预措施（见第六章）。

小结

ASD的筛查、诊断和评估需要相当的临床技能和专业知识，也应该包括家庭成员以及相关领域的专业人员。提高在非常年幼的儿童中识别肯纳型ASD的能力有助于儿童通过早期干预取得实质性进展。随着评估能力的普遍提高，干预措施可以更具规范性，并能够针对个人所需的社会技能进行针对性的调整。

第六章　治疗

与重度抑郁症或焦虑症不同的是，并没有单一的干预措施可以被应用于治疗自闭症谱系障碍（ASD）患者。相反，ASD干预的重点是关注患者特定的劣势（和优势）。比如，对ASD患者来说，最常见的问题就是社会沟通和行为困难，那治疗的重点就是针对患者的这些不同程度的困难和需要来量身定制干预措施。此外，当前期的评估工作确定了其他需要干预的领域（例如，认知障碍）时，这些也会被整合到一个综合干预计划中。治疗的总体目标是最大限度地提高自闭症患者的独立性和生活质量，并支持其家庭成员（National Research Council，2001）。

大多数ASD干预措施的基础是教育。行为干预和其他康复策略的目的都是教授必要的社会生活技能，并帮助减少问题行为的出现频率和强度。目前的大多数医疗干预措施都是保守治疗的（旨在减少焦虑或易怒等症状，或是治疗睡眠障碍或癫痫等ASD的相关病症）。到目前为止，还没有任何医疗干预措施被证明可以从根本上治愈社交障碍和限制性重复行为等核心问题（Carrasco, Volkmar, & Bloch, 2012； Siegel & Beaulieu, 2012）。

本章介绍了针对ASD患者使用的干预措施的范围，以及实施这些治疗所需的技能和培训的类型。[1]重点是对ASD核心症状的干预以及避免婴幼儿关键期偏离常态的早期干预方法。这些措施与针对各种共病的干预措施相结合，有时可能会在一定程度上与干预社会交流和问题行为的措施相悖。因为对自闭症谱系两端的个体（肯纳型ASD和阿斯伯格型ASD的患者）的干预措施差异很大（即使困难的类别有时是相同的），本章将分开来讲这两类患者的治疗方法。临床医生应该意识到，在这两个群体中，需求也存在巨大的差异性，所以要针对不同的患者制定个性化的干预措施。

第一节　针对肯纳型ASD的干预措施

在对ASD患者进行干预时将特定技能的个性化技术与更全面干预措施的项目（旨在解决一个或多个核心症状和相关问

[1] 其中一些治疗方法是缺乏可靠证据支持的；读者可以在 Autism Speakcs（http://www.autismspeak.org/what-autism/treatment/complementary-treatments-autism）网站上找到更多介绍。

题）区分开来看是非常有必要的。这里有两个视角略有不同的项目：美国国家ASD专业发展中心（一个推进将有效干预措施应用于ASD儿童和成人的一个联合性组织机构）和《美国国家标准项目》（一份由美国国家自闭症中心汇编的报告，该报告提供了已被证明对自闭症谱系障碍患者有效的治疗方法）。以上研究结果将在表6-1中呈现。此表概述了多种有效的技术以及其应用程序。值得注意的是，有些研究（不包含单一受试者的研究）认为其中一些方法的证据强度较低或中等（Maglione, Gans, Das, Timbie， & Kasari, 2012）。但这方面的研究数据正在迅速积累，对其中一些方法作出明确的说明可能也为时过早。

许多被验证有效的技术源自应用行为分析领域，并已被证明能够成功地将个体行为传授给ASD患者。早期的基本社会沟通的教学和减少问题行为的努力依赖于一种被称为回合式教学的模式（T. Smith, 2001； Wilczynski, Rue, Hunter, & Christian, 2012），回合式教学法是一种一对一的干预，其中包含多个具有明确开始和结束的学习回合。通常，坐在老师对面的学生要面对相同技能的反复测试（例如，“摸你的鼻子”），直到掌握为止。其他教学内容包括提示法、前提干预、时间延迟、强化、任务分析、反应中断及转移和区别性强化。正确设计、使用和执行这些技术的干预计划需要在应用行为分析方面进行大量的培训（Wilczynski et al.，2012）。当把这些技巧应用到患有ASD的学生身上时，有必要对相关人员进行全面的培训，让他们了解ASD的本质及其多种表现形式。

在某种程度上，大多数ASD的教育干预措施包括多方面的回合式教学。然而，仅依赖这种方法，并仅在高度结构化的环境中应用这种方法，治疗师应该意识到其局限性。

在没有同伴的人为环境中，高度结构化的教学方式可能会使学生的社会化障碍变得更加严重。此外，学生可能不会在一对一的情境外使用课程教授的这些技能（Ingersoll, 2010）。

最近，有一些方法致力于使这种教学更自然，方法是把教学从一个孩子和一个老师的课桌环境移到家庭、学校和社区的常规自然环境中。这些方法更多地使用儿童指导和成人指导的技术（自然主义教学策略）。

接下来将讨论教授社交技能的实践和试图减少挑战性行为（如攻击、发脾气、自残）的实践在应用时有何不同。

表6-1 自闭症谱系障碍干预方法汇总

美国国家 ASD 专业发展中心确认的循证实践	《美国国家标准项目》确认的成熟干预方法										
	前因干预法	行为疗法	社会故事干预	示范法	自然式教学策略	同伴训练法	关键反应训练法	日程表法	自我管理法	低龄儿童综合行为疗法	共同注意干预
提示法	×									美国国家ASD专业发展中心并没有将“低龄儿童综合行为疗法”列为实践中的一项，但是该干预方法的内容与美国国家ASD专业发展中心确认的循证实践很多是重合的	美国国家ASD专业发展中心认为“共同注意”是一项干预结果而非干预措施。但是该干预方法的内容与美国国家ASD专业发展中心确认的循证实践很多是重合的
前因干预法	×										
时间延迟法	×										
强化法		×									
任务分析		×									
回合式教学法		×									
功能性行为分析		×									
功能性沟通训练		×									
反应中断及转移		×									
区别性强化		×									
社会故事			×								
录像示范				×							
自然情景干预法					×						
同伴介导干预						×					
关键性反应训练							×				
视觉支持								×			
结构化工作系统								×			
自我管理									×		
家长实施干预	《美国国家标准项目》并没有将“家长实施干预”列为循证实践之一。但《美国国家标准项目》在其他干预类别下回顾的24项研究涉及“家长实施的干预”										
社交技巧训练小组	“社交技巧训练小组”被《美国国家标准项目》确认为一项新兴治疗方法										
语音生成设备	“语音生成设备（增强和替代通信设备）”被《美国国家标准项目》确认为一项新兴治疗方法										

续表

美国国家 ASD 专业发展中心确认的循证实践	《美国国家标准项目》确认的成熟干预方法										
	前因干预法	行为疗法	社会故事干预	示范法	自然式教学策略	同伴训练法	关键反应训练法	日程表法	自我管理法	低龄儿童综合行为疗法	共同注意干预
计算机辅助指导	“计算机辅助指导（技术辅助干预）”被《美国国家标准项目》确认为一项新兴治疗方法										
图片交换沟通法	“图片交换沟通法”被《美国国家标准项目》确认为一项新兴治疗方法										
消退法	“消退法”被《美国国家标准项目》确认为一项新兴治疗方法										

注：美国国家ASD专业发展中心确认的循证实践与《美国国家标准项目》确认的成熟干预方法之间存在重叠。表格内容来自美国国家ASD专业发展中心于2011年确认的二者的重叠部分。网络来源：http：//autismpdc.fpg.unc.edu/content/national-standards-project.版权归北卡罗来纳大学教堂山分校弗兰克波特格雷厄姆儿童发展研究所所有。允许转载。

教授社交技巧

如何教授肯纳型ASD患者以一种有意义的方式与他人沟通和建立联系，这是许多研究的重点。肯纳型ASD患者中的许多人根本不会说话，也有另一部分患者可能会有特殊的语言（比如模仿言语），或者用一两个词或短语表达简单的请求（比如“请饼干”）。干预肯纳型ASD患者的目标是让每位患者学会必要的语言技能，最起码可以表达自己的需要，让别人理解；当然最佳的目标是他们能够以一种社会化的方式进行交流。关于提高社交技能的研究通常集中在（a）目标技能的类型（例如，教授请求，提高共同注意力）；（b）教学沟通的方法（例如，情景教学，同伴介导学习，社会化故事）；（c）社交沟通的方式（例如，演讲，增强和替代的沟通策略）；（d）针对ASD症状和日常功能的全面改善的综合治疗方案。

通过干预前进行的综合评估来确定要教授的技能类型，同时要考虑到学生已经拥有的技能水平（例如，有一定的语言能力和没有功能性的沟通技能）和学生面临的当前和长期需要的优先级。教授ASD儿童提出想要的物品（如“请给我苏打水”）或想进行的活动（如“我想去外面”）往往比努力教他们社会动机的沟通技巧更容易成功（H. Goldstein, 2002）。例如，对某人说“嗨”通常会引起另一个人某种形式的社会认可（例如，“嗨，你好吗?”）。但如果一个人对社会交往兴趣有限，或者这些交往会产生焦虑，那么他们可能不会去尝试这种日常交流。这就是玛丽亚的情况，她可以很快就学会如何用图片来说明她最喜欢的一些活动，比如喝水、在角落里玩耍和外出。然而她并不能正确地指出表示问候的图片。玛丽亚不喜欢社交互动，因此没有动力去学习这些活动。

这一领域的研究人员经常将一个受偏爱的非社会后果（例

如，得到一个喜爱的食物）与社会性后果结合起来，以增加孩子参与更多社会交流的机会。然而，如果没有持续地对社会交往产生自然的兴趣，肯纳型ASD患者将很难维持这种社会交流。这一直是该领域存在的临床挑战之一。接下来也会提到，对这一人群的早期干预就是试图解决这种缺乏社会动机的问题，以改善后来教授重要社会沟通技巧的尝试。

有许多循证策略被用来教授ASD患者学习社会交流技能，这些策略都是以学习者的需求和技能为基础的。前面提到的“回合式教学法”的干预方式，就是以提高患者社交技能为目的的，这个干预方式的内容是首先教患者一些简单的请求，而后慢慢到开始教句子的使用，循序渐进。在这种方法实施的过程中还包括更多的“自然主义”技巧，比如设置一个能让孩子产生兴趣的环境（把一个喜欢的玩具放在刚好够不到的地方），抓住教学机会（教孩子说，“我想要那个卡车”）。各种治疗方案都使用了这种技巧，包括情景教学（McGee, Morrier，& Daly, 1999）、关键反应训练（R. Koegel & Koegel, 2012）和环境教学（Hancock & Kaiser, 2012）。这些技巧已经被证明可以增加一些患有肯纳型ASD的儿童的各种社交技巧（例如，提出请求、与同伴互动、共同注意力技巧、游戏技巧）（H. Goldstein, 2002）。

其他教授社会沟通技巧的方法，则是利用了ASD患者在从外界获取信息时倾向于通过视觉而非语言线索的这个特点。例如，录像示范这种干预方法已经被用于向ASD学生展示在各种社交场合下如何表现和互动（Bellini & Akullian, 2007； Buggey, 2012； Charlop-Christy, Le, & Freeman, 2000； Nikopoulos & Keenan, 2004）。学生以录像中的社交故事为线索，在这些情境中学习一些适当的行为（例如，如何在自助餐厅排队），这种实践已经被证明是可行的（Odom, Collet-Klingenberg, Rogers, & Hatton, 2010； Test, Richter, Knight, & Spooner, 2011）。社交故事可以以图片或其他视觉教具形式来呈现，来引导学习者做出适当的行为和反应。除了依靠老师来指导学生学习这些新的沟通技巧外，一些研究还指出了以同龄人为中介的策略（通常是正常发育的同龄人作为导师或模范）以及以父母和兄弟姐妹为导师的优势。

大约有25%的ASD患者没有发展出足够的语言能力来有效地表达他们的需求（D. K.Anderson et al., 2007）。对于语言能力有限或没有语言能力的儿童，可以使用多种不同的交流方法，包括手语、图形符号和语音生成设备。研究表明，一些没有功能性语言的儿童可以学习用手势进行交流（Carr, 1979； Carr, Binkoff, Kologinsky, & Eddy, 1978）。然而，依靠这种形式的交流也存在一些问题。例如，ASD患者可能无法用手语清晰地表达出讯号，而且可能看起来非常奇怪。对不懂手语的人使用手语可能会导致误解、烦躁等（Mirenda & Iacono, 2009）。

使用图形符号（例如，想要的物品或想进行的活动的图片）来鼓励社会交流是非常可行的。符号可以被用作在学校和家庭完成时间表的视觉辅助，可以作为一种让学生做出选择的手段（例如，指向一系列活动选项中的一个），并用于一般的表达交流（Wegner, 2012）。这种方法的一个变体是图片交流系统，教学生选择一个或多个图片或单词，并把它们交给另一个人，用这种方法来交流（Bondy & Frost, 1994； Tincani & Devis, 2011）。这种方法的优势是，即使其他人的注意力在其他地方，学生也可以主动发起与他人的交流。

还有一种干预策略是使用语音生成设备来帮助学生与他人交流（J. B. Ganz et al.，2012）。当学生按下图片或单词时，有各种各样的设备可以生成人类语言（例如，“帮帮我”），这样做的好处是既能吸引别人的注意，又能被别人理解。随着先进技术的发展和可用软件的增多，我们可以轻松地为这些设备（如平板电脑）编写程序，所以这种方法也正在被广泛使用。一些研究表明，ASD学生可能对某种系统有特殊的偏好（例如，图片交流系统与语音生成设备），因此选择任何一种非言语的方法来教授社交技能，都应该考虑到学生的偏好与需要。

挑战性行为的治疗

与对社交行为的干预一样，对挑战性行为的干预主要依赖于从应用行为分析中获得的技术。一般的策略包括评估行为的功能（称为功能性行为评估），并使用各种技术来支持适当的行为和教授替代行为。值得注意的是，ASD患者的重复行为（如刻板动作、重复操作、一些自残行为）仍然是干预工作的挑战，有效干预的措施也是非常有限的（Boyd, McDonough，& Bodfish, 2012）。这些行为更棘手的原因是它们可能涉及与感觉活动相关的内部过程。一些研究表明，这些重复的行为中有一部分是被用来操纵他们周围环境的（Durand & Carr, 1987）。换句话说，有些ASD患者知道他们的一些行为会导致其他人的行为改变（例如，老师可能会停止提出任务要求），或者他们会发现其他人会注意到自己，所以以此来获得社会关注。

针对各种行为问题（攻击、自残或发脾气）而开发的干预措施会包括适当行为的强化和激励。更正式的过程，例如功能行为评估，被用来评估这些行为的功能。当功能确定后，通常会教授替代行为（称为功能性沟通训练）。处理玛丽亚在家里和教室里发脾气时就用了这种方法。通过功能行为评估（包括与她的父母和老师的访谈和在教室的观察），确定她的大多数挑战性行为是为了使她能够摆脱不愉快的情况，如面临困难的任务。因此，当她发脾气时她被要求指着一张休息区域的图片，在那里她可以休息5分钟。玛丽亚很快了解到，在努力了一段时间之后，她可以通过指向休息区域的图片来表示她想休息，而不是用发脾气来表达和逃离困境。随着时间的推移，玛丽亚在学校和家里发脾气的次数急剧减少。大量研究已经证明功能性沟通训练的有效性，可以显著减少这一人群中一系列挑战性行为，包括攻击行为、自残行为、发脾气等（Durand, 1990, 2012； Lang et al., 2009）。

综合治疗方案

许多综合治疗方案可以用于肯纳型ASD患者，它们通常在学校或在特殊的临床环境中实施（Howlin, Magiati, & Charman, 2009； Maglione et al., 2012； Odom, Boyd, Hall, & Hume, 2010； Peters-Scheffer et al., 2011； Reichow & Wolery, 2009； S. J. Rogers & Vismara, 2008）。为了将教学扩展到家庭和社区，这些项目大多涉及家长或其他护理人员。要想获得最佳的治疗效果，在一年中每周应该至少进行25小时的治疗（National Research Council, 2001）。这只是一个一般性的指导方针，具体的干预措施及其强度水平是根据个人的需要单独确定的（Wilczynski et al., 2012）。综合项目大致可分为三类：（a）使用应用行为分析技术的行为项目；（b）将发展性目标考虑在内的行为项目；（c）基于关系的项目（Maglione et al., 2012； Odom, Boyd, et al., 2010）[1]。研究

[1] 在文后术语表中可以找到关于这些项目的简要介绍。

者（Odom, Boyd, et al., 2010）在对30个综合项目模型[1]的回顾中，根据几个标准对这些模型进行了评估，包括它们的干预程序记录、执行精确性的数据、结果数据以及项目的独立可重复性。

一些治疗模式或项目（比如，伙伴关系模型、CARD的方案、DIR模型、丹佛模式、道格拉斯模型、LEAP模型、Lovaas研究所模型、May研究所模型、普林斯顿儿童发展研究所模型、关键性反应训练模型、反应性教学模式、社会沟通—情绪调节—互动支持模型和TEACCH模型）在这些测量中得分较高；而另外一些（比如，Edan模型、Hanen模型、Higashi模型、Lancaster模型、“儿子，站起来”项目以及Summit模型）则得分较低。

值得注意的是，针对ASD患者的研究评估技术和项目正在迅速发展，其中一些项目目前正在进行随机临床试验（e.g., G. Dawson et al., 2010）。

临床注意事项：恰当的教学设置

关于哪种教学设置最适合 ASD 学生一直是这个领域的热门话题。许多学校为了能给这部分学生提供更具针对性的干预措施（例如，每个学生配备更多的老师），所以划分了专门针对 ASD 学生的班级。因为这些学生有不同的教学需求，因此需要对教师进行专门的培训（特别是针对那些需要教授更“经典”的 ASD 患者的教师）。但是这种隔离教室的设置经常受到批评，因为这样的做法会把 ASD 学生与他们的同龄人隔离开来（Durand, 2005； Simpson, de Boer–Ott, & SmithMyles, 2003）。

这里有一份比较有争议的实验报告，实验比较了在隔离环境中接受

[1] 许多模型都是以组织该项目的机构或大学的名字来进行命名的。

教育的ASD儿童和有不少于75%时间在普通教育课堂上的ASD儿童（Foster & Pearson, 2012）。研究人员得出的结论是，两组学生在上大学或高中辍学的可能性，以及在认知功能得分方面都没有差异。但这项研究并没有评估教学质量或教师的培训情况，这也是其颇受争议的原因。显然，如果仅仅把学生置于包容性环境中，但并没有专业的老师及干预课程，那将不会产生有意义的结果。我们迫切需要进行更全面的研究，以审视那些有助于成功融入并取得有意义结果的因素。在此之前，临床医生可以告诉家长，对ASD儿童来说，教育环境最重要的方面是教育工作者和相关专业人员（如语言治疗师、职业治疗师）的培训水平，以及该项目对循证实践的使用。自闭症项目质量指标已经开发出来，可以用来帮助家长评估一个特定的学校项目（Crimmins, Durand, Theurer-Kaufman, & Everett, 2001）。

早期强化行为干预

1987年，加州大学洛杉矶分校的洛瓦斯教授进行了一项里程碑式的（同时也颇有争议的）研究，旨在验证对3岁半以下ASD患儿使用密集型干预技术的效果（Lovaas, 1987）。这项干预（现在称为早期强化行为干预）的时间每周不少于40小时，干预内容包括减少重复性行为，教孩子说话，提高孩子任务的依从性和模仿成年人，并建立适当的玩具游戏。在这项研究中，洛瓦斯指出，几乎一半的孩子从ASD中“恢复”了，几年后，老师们无法将他们与没有ASD的学生区分开来。尽管该研究因方法学上的问题而受到批评，但它为应用早期强化干预治疗ASD开辟了道路（Peters-Scheffer et al., 2011； Reichow &

Wolery, 2009； Warren et al., 2011）。

对一些成功的早期干预项目的回顾表明，每个项目都有一些共同的特点：

◆ 以模仿、语言、玩具游戏、社会互动、运动、适应行为为主要内容的综合课程；

◆ 对发育顺序的敏感性；

◆ 支持性的、经验验证的教学策略（应用行为分析）；

◆ 减少干扰行为的行为策略；

◆ 父母的参与；

◆ 逐步过渡到更自然的环境；

◆ 训练有素的工作人员；

◆ 监督和审查机制；

◆ 密集治疗（每周25小时，至少2年）；

◆ 从2~4岁开始（G. Dawson & Osterling, 1997； G. Green, Brennan, & Fein, 2002； National Research Council, 2001）。

大约50% ASD儿童在智商、适应行为和社交技巧方面取得了令人欣喜的进步。

缺乏联合注意力和游戏技能是可能有社会性发展问题的早期迹象，而早期强化行为干预中的一些项目是专门针对这些迹象而制定的（Bruinsma, Koegel, & Koegel, 2004； Whalen & Schreibman, 2003）。在早期就培养这些技能对于帮助孩子发展更复杂的社会技能有潜在的重要性（Mundy & Neal, 2000；Poon, Watson, Baranek, & Poe, 2012）。越来越多的研究表明，早期强化行为干预可以促进ASD幼儿的这些技能（Lawton & Kasari, 2012； Wong & Kasari, 2012），并且初步的随访数据表明，这种方法可能还有助于以后的语言发展（Kasari, Gulsrud, Freeman, Paparella, & Hellemann, 2012）。

研究人员现在正在研究那些儿童表现出来的、可能会预测更好发展水平（例如，语言能力，智商分数）的特征。此外，有研究表明，与没有接受治疗的ASD患儿相比，早期强化行为干预可能使ASD儿童发育中的大脑功能正常化（G. Dawson et al., 2012； Voos et al., 2013）。总的来说，如果在生命早期实施强化的行为干预并维持下来，对一些儿童的治疗效果似乎是不错的。

第二节　针对阿斯伯格型ASD的干预措施

阿斯伯格型ASD患者不像肯纳型患者那样经常出现认知延迟等情况，在有支持的情况下，他们可以在学业上做得很好。然而，他们的社会困难和常见的共病问题（如注意力缺陷与多动障碍、焦虑）使他们与同伴和老师的互动复杂化，并可能导致破坏性行为问题。现在已经有一些项目帮助学龄期的阿斯伯格型患儿提高技能，如适当的社会交往、解决问题、自我控制、识别他人的情绪、扩大兴趣范围、提高他们对非字面习语的理解（Karkhaneh et al., 2010； Koning, Magill-Evans, Volden, & Dick, 2011； Laugeson, Frankel, Gantman, Dillon, & Mogil, 2012； Rao, Beidel, & Murray, 2008）。

这里有一项针对阿斯伯格型ASD患者的临床试验，证明了一套全面的方法可以提高他们的社交能力（Thomeer et al., 2012）。该项目以为期5周的夏令营为背景，强化各种社交技能，包括社交互动、面部表情识别、兴趣拓展和非文字语言的解释。17名年龄从7岁到12岁的儿童被随机分组，每两名儿童有一名工作人员。每天进行5次70分钟的治疗，每周5天。这些课程专注于某项目标技能，并改编了结构学习课程（A. P. Goldstein & McGinnis, 1997）。研究发现，患儿在目标社会技能知识的掌握和对习语的理解方面有显著改善。但在面部情绪识别方面并没有显著的改善（Thomeer et al.，2012）。其他一些项目专门教孩子如何建立和维持高质量的友谊（例如，评估和丰富社交关系技能的项目；Laugeson et al., 2012； Laugeson, Frankel, Mogil, & Dillon, 2009）。

虽然向具有中等及以上认知能力的ASD患者传授社交技能的方法可以成功地提高他们与他人互动的能力，但重要的是要记住他们在同理心和“读心”方面的困难。尽管他们可能能够学习特定的技能（例如，如何接近陌生人并寻求帮助、如何站得离某人更近、如何进行适当的眼神交流），但他们感知和预测他人情绪的能力仍然有限。当他们试图解读别人的表情和肢体语言时，这种困难显然使他们处于明显的劣势。即使对那些没有ASD的人来说，学习社交技能也已经够困难的了。互利社会交换的困难更是进一步提高了挑战的水平。

第三节　针对ASD患者特殊需求的解决方案

ASD患者、他们的家庭成员、他们的教育工作者及其他相关人员都面临着一系列额外的挑战：霸凌事件、类似于跟踪的强迫行为，以及因为阿斯伯格型ASD患者喜欢独处所以会被误认为他们有暴力倾向。接下来对每一个问题进行简要的描述。

霸凌

据估计，全世界每年有5%~38%的女孩和6%~41%的男孩受到霸凌（Due et al.，2005）。不幸的是，作为ASD患者，被欺负的风险显著增加（Van Roekel, Scholte，& Didden, 2010）。ASD儿童和青少年所表现出来的社会感知困难和不寻常的行为，似乎使他们更容易成为其他学生的欺凌对象。例如，患有阿斯伯格型ASD的学生常常意识不到另一个学生在嘲笑他（例如，别人用讽刺的语气说“你真有趣！”）。语言的字面解释会导致他们对社会情况的误解。此外，他们不寻常的兴趣可能会使他们在人群中更加显眼（例如，把一个有卡通人物的背包带到高中）。共病性焦虑可能使他们内心脆弱，不太可能会向霸凌者反击（Cappadocia, Weiss，& Pepler, 2012）。对感官刺激的不寻常反应（例如，在学校食堂大声喊叫）会使他们在其他学生眼中看起来很奇怪（Humphrey & Symes, 2010）。社交能力差，朋友少，无法得到同伴的保护，人们对校园霸凌的担忧日益增强。很多母亲报告说，当经历过被取笑或欺负时，孩子的自杀意念和自杀企图明显增加 （Mayes, Gorman, Hillwig-Garcia, & Syed, 2013）。

有几种方法可以帮助降低这一人群被霸凌的风险。上文所述的社会技能训练可应用到在学校遇到的各种社交情境。例如，来自加州大学洛杉矶分校的研究小组对评估和丰富关系技能的课程进行了研究，他们让家长参与帮助ASD患儿掌握重要的社交技能的过程，内容包括对话交谈、发展友谊网络、良好的体育精神、聚会时良好的主人行为、改变坏的声誉，以及处理取笑、欺负和争吵（Laugeson et al.，2009）。虽然这类的项目经常报告参与训练群体的某些社交技能的改善（Ozonoff &

Miller, 1995），但迄今为止还没有实证研究证明该群体中被霸凌现象的显著减少。

跟踪行为

阿斯伯格型ASD患者所表现出的一些社会技能问题不仅会使他们成为被戏弄和霸凌的受害者，而且，更具有讽刺意味的是，他们还会被误认为是具有威胁性的（Stokes & Newton, 2004； Stokes, Newton, & Kaur, 2007）。例如，雅各布的母亲描述了他在高中时发生的一件事，当时他喜欢上了班里的一个女孩。课间，雅各布会跟着她穿过走廊，放学后也经常出现在她家附近。最后，女孩很害怕地向学校报告了这个情况，雅各布被学校警告要离她远点。对跟踪行为的干预研究尚处于起步阶段，但研究和干预方法与其他挑战性行为类似（例如，评估跟踪行为的功能并教授适当的和替代的行为；Post, Haymes, Storey, Loughrey, & Campbell, 2012）。减少或防止跟踪所需要的技能包括理解亲密关系的词汇、区分熟人和朋友，以及理解社会规则和规范。

阿斯伯格型ASD患者的暴力行为

阿斯伯格型ASD患者有时会变得心烦意乱，并对他人横加指责，尤其是当他们对秩序的渴望被打乱的时候。然而，这种暴力行为很少是有预谋的（Gunasekaran & Chaplin, 2012）。2012年12月，一名据称患有阿斯伯格型ASD的年轻人冲进一所小学，杀害了20名学生和6名学校工作人员，这一事件成为全国性新闻。当被诊断为ASD的人发生这种类型的暴力行为时，通常有证据表明他们存在共病的精神障碍，如重度抑郁症、强迫症或各种性障碍（Newman & Ghaziuddin, 2008）。事实上，与犯罪者相比，患有ASD的人更有可能成为暴力的受害者（Hughes et al., 2012）。

临床注意事项：安慰剂效应

接受治疗的人通常希望病情好转。当病情好转是由于一个人对改变的期望而不是由于临床医生的干预时，这种现象被称为安慰剂效应（Durand & Barlow, 2010）。ASD 患者（特别是肯纳型患者）不太可能对治疗效果有所期待。然而，有研究发现在 ASD 患者的父母中经常会观察到安慰剂效应（Goin-Kochel, Mackintosh, & Myers, 2009； Sandler, 2005）。换句话说，家长有时会报告他们的 ASD 患儿的积极行为变化比通过更客观的测量发现的更为显著。

父母非常渴望能够帮助到自己的孩子，所以他们会病急乱投医，甚至有可能将一些未经过测试的治疗方案应用到孩子身上。父母经常同时对他们的孩子使用多种干预措施，如不同的饮食或改变社会沟通技能的项目，以及改变处理行为问题的方法（Goin-Kochel, Myers, & Mackintosh, 2007；V. A. Green et al.，2006）。他们迫切希望看到孩子的改变，所以可能导致即使孩子的症状没有改变，但父母却认为症状已经得到了改善。在一项大型抽样调查中，大多数父母报告说，对孩子进行的每一次干预都产生了积极的影响，尽管其中一些治疗方法的客观证据仍有问题（Goin-Kochel et al., 2009）。

虽然在患者身上观察到的安慰剂效应是治疗的重要组成部分（比如，因为对治疗有信心，所以不会那么焦虑不安），但这样有可能会使父母对孩子继续进行无效的治疗，而且还会花费非常多的钱财和努力。对于ASD患儿的家长来说，这种安慰剂现象具有许多重要的临床意义。

临床医生应该建议父母在一定时间段内只对孩子进行一种主要的干预，并提供更客观的方法来评估改善情况（例如，每天说的单词数量清单）。预先提醒父母这样也可以帮助他们在孩子的治疗中成为更有效的参与者。虽然父母可以成为了解孩子行为的宝贵信息来源，但在使用父母报告作为有关干预有效性的唯一信息来源时，需要注意信息是否可靠。

小结

对于肯纳型ASD患者来说，如果在2岁到4岁之间进行干预，并且干预措施能够实施到位，并且保持合适的强度（每周25小时，持续至少2年），那么干预效果更有可能有效。一些接受这种早期干预的儿童表现出了显著的进步，他们的社会性大脑功能可能出现永久性的积极变化。阿斯伯格型ASD患者在“读懂别人的想法”和感同身受方面的局限性使对他们的治疗主要聚焦于提高社交技能方面。虽然目前还没有证据表明阿斯伯格型ASD患者的心理理论或移情能力会发生直接变化，但有研究表明可以通过教授他们一些技巧来增加他们进入他人社会世界的机会。

第七章　家庭成员的需求

养育一个ASD患儿会给整个家庭带来巨大的压力（Abbeduto et al., 2004； Estes et al., 2009； Hoffman, Sweeney, Hodge, Lopez-Wagner, & Looney, 2009； Rao & Beidel, 2009）。Rao和Beidel（2009）以阿斯伯格型ASD儿童的父母和对照组儿童的父母为研究对象，对比了两者的压力情况。研究发现，阿斯伯格型ASD儿童父母的压力要显著高于对照组儿童父母的养育压力，而且阿斯伯格儿童的高智力功能并不能弥补相关的压力。Meirsschaut，Roeyers和Warreyn（2010）研究发现ASD患儿母亲的压力和抑郁症状与她们的养育认知之间有很强的联系。

虽然有多种因素可能会影响ASD患儿父母的压力水平（例如，他们的社交问题等），但通常患儿问题行为越多且越具破坏性，家庭压力就越大（Hastings, 2002； Lecavalier, Leone, & Wiltz, 2006），父母也可能出现更多的压力感和其他心理症状，如焦虑和抑郁等（Dumas, Wolf, Fisman, & Culligan, 1991； Eisenhower, Baker, & Blacher, 2005； Hastings, 2002； Hastings & Johnson, 2001； Lecavalier et al., 2006； Seltzer et al., 2010）。

除了自我报告的压力水平，还发现了支持这些口头报告的生物标记。一些研究已经开始测量表现出挑战性行为的ASD儿童母亲的皮质醇水平（压力的激素标记）（Seltzer et al., 2010； L. E. Smith et al., 2010），结果发现观察到的对压力的反应模式是惊人的，它在水平上可以与其他经历慢性压力的群体相当，比如患癌症儿童的父母、战场中的士兵、大屠杀幸存者和患有创伤后应激障碍的个体（Seltzer et al., 2010）。正如L. E. Smith等人（2010）所指出的，“这些压力源很可能是在多年的照顾中积累起来的，可能会对ASD患者的母亲的健康产生累积性的影响，所以要重视提供适当家庭援助的必要性。”临床医生要非常注意患儿父母可能产生的慢性压力的心理后果（例如，焦虑、抑郁），并且父母们所经历的高水平的压力还会导致免疫系统相关疾病的增加（Lovell, Moss, & Wetherell, 2012）。

父母的归因方式能够极大地影响他们对压力的感受，并最终决定了他们能否拥有美好的家庭生活（Solish & Perry, 2008; Whittingham, Sofronoff, Sheffield, & Sanders, 2009）。父母的归因通常指的是父母对孩子行为改善能力（儿童效能）的看法，以及父母如何看待自己和他们在养育子女中的角色（自我效能）。目前关于儿童效能对家长的影响的研究还很少。但有少量研究发现，在参加过一项家长培训之后，家长更倾向于相信孩子的问题行为在未来会有所改变，而不是仅将这种不好的状况归咎于内在因素（Whittingham et al., 2009）。这些归因方式的改变会引导父母教养方式的改善（例如，对问题的过度反应减少）。在评估成功干预的可能性时，父母对孩子行为的归因方式可能起到很大的作用（Dale, Andrew, & Fiona, 2006）。

自我效能——父母认为自己有能力改变孩子的行为——近年来受到了更多的关注（Hastings & Brown, 2002；Morrissee-Kane & Prinz, 1999）。大量证据表明，父母的自我效能直接或间接地影响孩子的行为（Jones & Prinz, 2005）。一项研究探究了父母卷入与ASD儿童早期强化行为干预的预测因子。父母和治疗师完成了一系列问卷调查，问卷旨在了解父母的自我效能感、对ASD的了解和对早期强化行为干预作为一种有效干预手段的信念这几个因素是如何预测父母项目参与度的（Solish & Perry, 2008）。自我效能感能够解释父母卷入这一变量近一半的变异——这表明父母的自我效能感是参与干预计划进而促成成功干预的一个重要前提。

改善ASD儿童的挑战性行为是改善这些儿童学业和社会成就的重点之一。幸运的是，在过去的几十年里，我们对为何会出现这些行为的知识增加了，同时我们也有能力以一种积极的、建设性的方式来应对这些行为（Durand, 1990； Fox, Vaughn, Wyatte, & Dunlap, 2002）。父母行为训练通常用于帮助父母在家照看孩子。这种方法使用行为分析的原则帮助家庭成员发展他们需要的技能，并以此来支持和管理孩子的行为（Durand, Hieneman, Clarke, Wang, & Rinaldi, 2013； Patterson, Smith, & Mirenda, 2012； Schultz, Schmidt, & Stichter, 2011）。父母行为培训已经被多个研究证明是有效的，但其有效性会随着家庭所经历的压力因素、干预方案的具体特征以及为家庭提供的辅助支持的不同而不同（Aman et al., 2009； Drew et al., 2002； Durand et al., 2013； C. R. Johnson et al., 2007； Ozonoff & Cathcart, 1998）。临床医生需要接受多种培训，以便为家庭提供这种类型的干预；也应向家庭提供适当的服务，让他们在家接受这类帮助。

有些家庭很成功地承担了父母和倡导者这两个重要的角色。作为在这一领域工作多年的人，我看到很多父母从一开始只为自己孩子奔走寻求帮助到后来承担起为更多的孩子服务、让更多孩子受益的倡导者的转变。英国的一项定性研究支持了这些观点（Ryan & Cole, 2009）。研究人员采访了一些家长，以了解他们作为ASD患儿家长这个角色的经历和感受。他们发现，尽管有一些家长已经被这种状况弄得狼狈不堪，但仍有一部分家长报告说，孩子给他们提出的新挑战实际上对自己产生了积极的影响，比如让他们自我感觉更好，有些家长还因此成为了ASD活动家。有的家长描述了他们从为自己的孩子寻求帮助到试图改善对其他孩子的帮助的演变过程。例如，一位8岁孩子的家长写道：

他们想要改善学校里残疾儿童的形象，因此他们询问我是否愿意参与这件事和其他的问题中去，我回复说："是的，当然。"（Ryan & Cole, 2009, p. 48）

不幸的是，我和我的同事们发现，在我们对ASD患儿家庭的研究中，几乎一半的人对他们自己的养育能力和孩子的改变能力持悲观态度。这些认知可能类似于抑郁归因风格（Seligman, Abramson, Semmel，& Von Baeyer, 1979）。换句话说，除了作为父母的不安全感和怀疑他们的孩子是否有能力改善他们的行为之外，他们还将不良后果归咎于内部的、稳定的、不易改变的因素；把积极的结果（例如，在他们的孩子身上看到的改善）归因于外部的、不稳定的因素（例如，处于一个良好的阶段），而不是因为他们自己的养育。这两种观点都会影响之后对孩子的成功干预以及日常生活（Durand, 2011c）。

第一节　支持小组

非常幸运的是，世界各国有很多组织可以为有ASD孩子的家庭提供支持。这些组织对需要帮助的家庭成员和他们的孩子来说是无价的。例如，有年龄较大的ASD患儿的父母可能会帮助其他人了解他们所在地区的教育系统，并找到合适的人联系以获得适当的服务。事实上，由于教育系统的复杂性，通常建议家长们找一位有经验的倡导者来帮助他们处理这个过程中的许多复杂之处。通过这些团体还可以找到更多的正式援助，包括收集有关的服务信息，如早期干预、喘息服务、辅助技术、活动中心和娱乐选择等。

尽管这些类型的支持团体对许多父母来说非常有帮助，但也有的父母报告说，团体让他们感到不安。在这些更自信、更积极的父母中间，悲观的父母经常会感到很强的挫败感。比如，一些母亲不仅能够处理好自己难缠的孩子，而且还能够帮助他人、关注这个领域的最新研究，甚至能够为自闭症相关的事业筹集资金。越悲观的父母越觉得自己能力不足，因为他们每天都在为避免崩溃而挣扎着。这些父母可能需要重点临床支持。

第二节　辅助认知行为疗法（乐观养育法）

乐观养育法是一种旨在帮助父母处理孩子破坏性行为的方法，也可以帮助父母处理他们自己的不安全感和压力。该方法是将对父母行为训练的指导与具体的认知行为治疗（CBT）相结合（Durand, 2011c）。目前大多数的家长培训项目并没有关注家长面临的心理压力问题，因此接受过CBT培训的临床医生对于很多家长来说是非常重要的援助资源。临床医生可以通过理解、梳理甚至改变这些父母的想法、信念来支持他们。这个过程首先要评估父母对孩子及他们自己的看法。ASD患儿的父母有特定的关注领域（Durand, 2011c），临床医生可以从探索可能干扰父母养育和造成父母压力的想法开始。本节后文列出了一些比较常见的主题和自我陈述的例子。治疗师可以在治疗中鼓励父母们使用积极想法进行替代。

在玛丽亚的案例中，玛丽亚的母亲赛琳娜正经历着抑郁和焦虑。当赛琳娜第一次就她女儿的行为问题联系我们时，我们讨论了她是如何看待自己的母亲身份的，以及她是如何看待玛丽亚的行为的。她告诉我们，作为家长，她常常感到力不从心，部分原因是工作的需要让她无法与玛丽亚相处。“我觉得我无法控制她。她又哭又叫，我真不知道该怎么办。”她告诉我们这件事的时候看起来非常难过。“当我们在公共场合或在亲戚家里时，我觉得别人一定会认为我是一个糟糕的母亲。他们不明白玛丽亚患有自闭症，她无法控制自己。”在这个简短的交流中，赛琳娜至少提到了三个主题。首先，她描述了失控的感觉，这是ASD患儿家长最常见的经历之一。不幸的是，这种感觉会使父母感到无助，从而导致抑郁症状，抗争无果后父母就放弃了（例如，屈服于孩子早餐要吃冰激凌的要求）；还会导致父母对即将发生的事件产生预期焦虑（例如，马上坐校车或去看医生，担心孩子可能在那里做错事）。赛琳娜告诉我们，她让玛丽亚在客厅的地板上吃晚饭，因为这比让她和大家一起坐在餐桌前要容易得多。但是屈服于玛丽亚又使赛琳娜觉得自己是一个不称职、没有能力的家长。

赛琳娜也会觉得别人在评判她。“我哥哥告诉我应该对玛丽亚更严格一些，但他不明白我的处境，所以这之后我都不太愿意跟我哥哥和他的家人走动。”赛琳娜告诉我们，因为带玛丽亚去公共场合或者亲戚朋友家都会使事情变得非常困难，所以她变得越来越孤立。她不仅觉得事情不受她的控制，而且她还把自己与外部世界隔离开来，这两件事都可能加剧她的抑郁。

CBT 疗法的例子：家长们面临的共同问题

1. 作为父母，你是如何看待自己的？（自我效能）

对帮助孩子感到很无力，父母有这种想法很普遍。他们通常感到很“失控”。

消极想法	*可替代的积极想法*
主题：我无法控制我的孩子。	主题：我通常能处理有问题的情况。
主题：我怀疑我是否有能力帮助我的孩子改善他/她的行为。	主题：我有能力帮助我的孩子进步。

2. 你认为别人是如何看待你作为父母这个角色的？（对他人和自己的关注）
因为孩子不寻常的行为而受到来自外界的评判，这可能会导致父母对他们的育儿策略产生怀疑。

消极想法	*可替代的积极想法*
主题：当我的孩子有行为问题时，人们会认为我是个坏家长。	主题：我相信我是一个好家长。

3. 你认为别人是如何看待你的孩子的？（对他人和孩子的关注）
父母有时会对其他孩子或大人如何看待自己的孩子表示焦虑。他们有时害怕别人会认为他们的孩子很奇怪或不寻常，因此避免带孩子进入公共场所。

消极想法	*可替代的积极想法*
主题：我认为别人会在我的孩子行为不端时对他/她进行评判。	主题：大多数父母都有孩子行为不端的时候。

4. 你觉得孩子是否有能力控制他/她的行为（儿童效能）
父母有时会怀疑他们的孩子是否能改善自己的行为，他们可能认为这种行为是由某种障碍造成的，对这种不好的状况是否可以改善持有悲观的态度。

消极想法	*可替代的积极想法*
主题：我的孩子表现不好。 主题：孩子的行为与残疾有关。	主题：我的孩子有能力表现得更好。

5. 你如何看待“问题状况”的？（普遍性的看法）
一些父母倾向于将糟糕的状况（比如在商店里发脾气）泛化到其他情境中，这可能导致父母回避去做某些事（比如去购物）或者对将来要发生的事感到焦虑。

消极想法	*可替代的积极想法*
主题：所有这些情况都是一个大问题。	主题：这个特殊的事件是一个问题。

6. 你如何看待未来的？（稳定性）

即使有证据显示孩子确实在进步，但他们正在经历的问题似乎是永久性的。

消极想法	*可替代的积极想法*
主题：事情永远不会变好，也不会变坏。 主题：我永远不会有自己的生活。	主题：事情可以而且会变得更好。

7. 谁应该对问题负责？（责备孩子）

这一问题似乎在父母中尤为普遍，他们可能会怨恨孩子过于自私。

消极想法	*可替代的积极想法*
主题：我的孩子是故意这样做的。	主题：我的孩子不是故意捣乱的。

8. 谁应该对问题负责？（责备他人）

有的父母会认为别人对待孩子的方式是不合理的，这使事情变得更糟。这种冲突经常发生在父母与老师、父母与亲戚、父母之间。

消极想法	*可替代的积极想法*
主题：只要别人能正确地听从我的建议，我的孩子就会表现得更好。	主题：在这种情况下，每个人都在尽自己最大的努力。

9. 谁应该对问题负责？（责备自己）

许多父母对他们孩子的行为感到内疚，并看着他们过去的“错误”责怪自己。

消极想法	*可替代的积极想法*
主题：出问题是我的错。	主题：在这种情况下，我已经尽力了。

10. 谁应该对问题负责？（自我关心）

一些父母可能会怨恨他们负责照顾孩子的角色，并为自己感到难过。

消极想法	*可替代的积极想法*
主题：为什么我总是要对这些情况负责？	主题：在这种情况下，每个人都在尽最大的努力。

赛琳娜认为，玛丽亚的情况会一直这么糟糕，因为她有"自闭症"。这种认为孩子不会好转的想法并不是ASD家庭所独有的，但在ASD的环境中似乎更常见，这可能是因为ASD患者的社交困难是与众不同的。他们对社交原则完全不敏感，而且他们并不把家长或老师的反对放在心上，这就会导致一些常见的育儿技巧的失败，比如表达失望（例如，"你这样做让妈妈感到非常难过"），因为社会性惩罚对ASD患者的影响很小。父母对孩子状况可以变好的假设感到很无力，他们可能索性"破罐破摔"，对孩子的要求妥协（例如，让孩子每天都穿同样的衬衫；总是以同样的路线去商店；不去其他人的家里）（Durand, 2011c）。

临床医生在与ASD患儿家长工作的时候，可以采取一些方法。首先，需要针对孩子的问题提供恰当的治疗方法；其次，临床医生可以鼓励父母对孩子行为问题以及对自己改变孩子行为的能力问题持更为乐观的态度，以此作为对父母行为培训的补充（CBT关注的是父母的无力感以及对于孩子可能无法变好的信念）。最近的一项随机临床试验效果表明，在传统的父母行为训练中加入CBT可以提高孩子和父母的干预效果（Durand et al., 2013）。换句话说，当父母对自己和孩子采取更乐观的态度时，他们会更成功地帮助孩子表现得更好。

以赛琳娜为例，我和同事们发现她对自己和女儿的想法中会反复出现一些消极的主题，我们鼓励她练习觉察这些想法的出现，尤其是在一些比较困难的情况下（例如，在玛丽亚发脾气的时候）。我们给了她一份日志，让她记录下玛丽亚的每一次大发脾气，以及她当时的想法（Durand & Hieneman, 2008b）。示例条目[1]如表7–1所示。

表7–1　赛琳娜的思想日志记录

情境	想法	感受	结果
发生了什么	当事情发生时，你是怎么想的	当这一切发生时，你产生了什么情绪和身体反应	你的想法和感受导致了什么结果
我们在我妈妈家，玛丽亚开始到处跑，从咖啡桌上和书架上抓东西	我想，“我的家人都看着我，觉得我是个糟糕的家长”	我感到很尴尬，开始焦虑起来	我们马上离开了，我没有和家人一起享受这一天

获得这类信息需要赛琳娜进行一些练习，我们需要帮助她深入了解这些想法。起初，她只会报告她正在经历的情绪，如感到

[1] 本节表7–1至表7–4中示例条目均来自Optimistic Parenting：Hope and Help for You and Your Challenging Child（p. 296），by V. M. Durand, 2011, Baltimore, MD: Paul H. Brookes. Copyright 2011 by Paul H. Brooks. 经允许后改编。

沮丧或尴尬。像“我的整个家庭都在看着我，他们都认为我是个糟糕的家长”这样的想法，需要一些提示来帮助她把它们更具体地表达出来（例如，“是什么情况让你感到尴尬？”“你觉得你的家人是怎么看待玛丽亚发脾气的？”）。当她说出别人认为她是一个无法控制玛丽亚的坏母亲的想法后，治疗师可以告诉她让她尴尬的不是发脾气本身，而是“她是一个坏母亲”的暗示。我们让她练习这种自我反省，这样她就能看到自己的想法是什么。

临床注意事项：家庭在治疗中的作用

目前对ASD儿童、青少年和成人的成功干预都依赖于与父母和其他照顾者的合作。干预过程中，对患者在家庭和社区中各种表现情况进行追踪是非常有必要的。没有父母的参与，任何治疗都不可能“修复”孩子的行为问题。然而，无助和绝望的感觉往往会让父母在寻求帮助的时候，把注意力集中在那些能让他们从养育这些孩子的挑战性角色中解脱出来的方法上。比如有些父母会明确地问：“你就不能解决这些问题吗？”还有一些父母没完没了地寻找饮食（如无麸质/无酪蛋白饮食）、营养补充剂等治疗方法，有时甚至是危险的药物治疗（如螯合疗法，据说它能清除体内的汞，但会导致肝和肾损伤）。临床医生需要向家长耐心解释，没有快速的解决办法，父母必须承担起治疗合作伙伴的角色。临床医生可以和父母讨论父母们遇到的困难，创建一个联盟，帮助父母们应对未来的挑战。

我们采用了Seligman（1998）版本的CBT中的技术（习得性乐观）来帮助赛琳娜识别那些干扰性想法。首先，我们通过辩论的过程来明晰这些想法的有效性和可信度。比如，赛琳娜说：“我的家人都看着我，觉得我是个糟糕的家长。”我们可以指出，她的大多数家人都认为她照看玛丽亚非常努力，她也尽了最大努力来成为一个称职的家长。我们还讨论了如果任由这样的想法发展，可能并不会对事情有什么帮助：（a）会让她对自己作为母亲的感觉很糟糕；（b）在期待下一次类似出游的活动时，她会感到焦虑和恐慌。这些想法实际上削弱了她帮助玛丽亚的能力，这是适得其反的。换句话说，这些干扰性的想法并不完全正确，对她这个家长也没有什么用处。我们将与赛琳娜的辩论练习添加到她的每日思想日志中（参见表7–2中的示例条目）。

我们需要特别针对赛琳娜这种把情况认为是糟糕至极的风格，让她在糟糕的情况下保持清醒。随着时间的推移，她变得更善于把这些想法表达出来（例如，“和玛丽亚一起购物总是一场灾难”），并用更准确的语言重新组织它们（例如，“并不是所有的旅行都是这样的，玛丽亚在短途旅行中表现很好，而且她不累”）。她变得更善于自己反驳这些想法。

表7–2　赛琳娜的自我辩驳练习思想日志记录（加入自我辩驳练习）

情境	想法	感受	结果	辩驳
发生了什么	当事情发生时，你是怎么想的	当这一切发生时，你产生了什么情绪和身体反应	你的想法和感受导致了什么结果	你的想法准确且有用吗

续表

情境	想法	感受	结果	辩驳
我们正赶着去幼儿园，我没有让玛丽亚把她的玩具按她喜欢的方式排列在她的卧室里。她开始尖叫，但我们迟到了，所以我不得不伴着她一路的尖叫送她去幼儿园	我想，“这永远不会结束。她总是会有这些问题。”我也质疑这是否会变得更好，我是否会有属于自己的时间	我对于要迟到感到焦虑。我对她感到很生气，也为自己感到难过	我的不耐烦导致我没有花60秒的时间让她把玩具排好，这导致了她发脾气	事实是她在某些事情上做得越来越好了。我想我的想法是没有用的，因为处理她的发脾气比我让她把玩具排成一排要花更多的时间

另一个用于乐观育儿的技巧是替代练习。这个练习教家长实践新的想法，使他们对自己的能力和孩子的进步感到更加乐观和自信。表7–3展示了我们与赛琳娜合作的一个例子。

表7–3　赛琳娜替换练习的思想日志记录

情境	想法	感受	替代想法
发生了什么	当事情发生时，你是怎么想的	当这一切发生时，你产生了什么情绪和身体反应	有什么更积极的思考方式吗
玛丽亚坐在餐桌旁，我还没来得及把食物放到桌子上，她就从椅子上爬起来，坐在地板上尖叫	她太失控了。我真的到了极限了，我不知道该怎么办。我应该善于处理这件事，但我没有	我开始对她感到愤怒，但随后我感到挫败和内疚，如果我能更好地与她相处，她会表现得更好	我是一个好妈妈，我正努力帮助她。在你们的帮助下，我正在接受培训，我们会把事情控制住的

从赛琳娜的日记中可以看出，她开始用更富有成效的想法来代替她对玛丽亚失控的想法和作为父母的不安全感的想法。还要注意，赛琳娜的宗教信仰发挥了重要的作用，所以我们鼓励她从这个角度来看待这些情况。她告诉我们，当她和她的牧师在讨论她和玛丽亚之间的斗争时，牧师说，上帝特别选择了她和她的丈夫作为玛丽亚的父母，是因为上帝知道玛丽亚会得到好的照顾。这个想法让赛琳娜对自己感觉更好，我们鼓励她练习用这些想法来代替那些不太有效的想法。最后，我们教赛琳娜在玛丽亚的行为让她心情特别糟糕的时候做分散注意力的练习，目的是让赛琳娜在问题情境中表现得更积极。这个方法帮助父母在意识到自己冒出无意义的问题想法后，能够迅速将他们的注意力放在其他事情上，以避免问题想法带来的焦虑等。示例见表7–4。

表7–4　赛琳娜注意力分散练习的思想日志记录

情境	想法	感受	注意力分散
发生了什么	当事情发生时，你是怎么想的	当这一切发生时，你产生了什么情绪和身体反应	你做什么来转移你的注意力
我把玛丽亚带进浴室洗漱。当我拿出牙刷和牙膏时，她坐在地板上哭了起来	我想，“她为什么要这样对我？我已经工作了一整天，我很累，为什么我丈夫不早点给她刷牙呢？我想这是我的‘工作’，没有人能代替我”	我对玛丽亚感到不安，对我丈夫感到生气。我感到脖子上的肌肉绷紧了	我开始和玛丽亚唱一首关于刷牙的歌，这首歌是我们在一部电影中看到的，我和玛丽亚都笑了

赛琳娜开始渐渐能够轻松处理与女儿之间的一些困难。在做一些必要的杂事（比如刷牙、穿衣）时做一些有趣的事情（比如一起唱歌），会让玛丽亚感到更愉快，这也让赛琳娜更成功地处理了这个问题。临床医生可能会认识到这一目标与“接受与承诺疗法（ACT）”目标之间的一些相似之处（Hayes, Strosahl， & Wilson, 1999），该疗法旨在帮助个体重新定义困难的情况，并学习如何关注自身的痛苦与挣扎，而不是回避它们。这种方法有助于个人直面消极思想和事件，从而减少持续暴露所带来的焦虑。在赛琳娜的例子中，我们希望她能对玛丽亚的坏脾气感到自然，而不是把它们看成是灾难。赛琳娜并没有回避这些冲突，而是直面它们，当冲突发生时，她变得不那么焦虑了，这反过来又让她对女儿采取的一些纪律措施都更有信心。

我们对许多父母使用的另一种技巧是从正念疗法中改编而来的（Kabat-Zinn, 1995）。正念疗法经常使用冥想练习来帮助人们意识到当前发生的内部（如呼吸、思想）和外部（如噪音）体验，它已被证明对焦虑症和抑郁症等疾病有所帮助（Baer, 2003； Segal, Williams, & Teasdale, 2012）。在我们的工作中，我们鼓励父母在与孩子互动时保持专注。虽然他们都很清楚孩子发脾气时的行为，但在进展顺利的时候，他们的思绪常常会飘走。例如，一位母亲报告说，她的儿子那个星期洗澡洗得很顺利（这很少见），但当我们问她是否表扬了他时，她不情愿地承认她没有。当我们追问更多细节时，她说她那天太忙了，脑子里都在想为什么她总是要给他洗澡，为什么她的丈夫不帮忙。几十年来，临床医生一直试图让父母在孩子表现良好时表扬他们（“抓住他们表现好的机会”），但往往收效甚微。我们发现，当孩子表现良好时，他们的思绪就会转移到其他事物上（例如，下一个要处理的事情），或者他们会反复思考消极的想法。母亲给儿子洗澡的时候，她一直在想为什么洗澡对儿子来说是一个问题。这与抑郁的归因风格是一致的，认为像洗澡这样的问题可能会一直是个问题。正念是一种技巧，可以帮助父母认识到他们孩子的行为并不总是一个问题，它会随着时间改变（Durand & Hieneman, 2008a）。

我和同事刚刚完成了对一群悲观的父母的系列研究，这些父母在帮助他们患有ASD的孩子方面有相当大的困难。在第一组中，我们教家长如何帮助他们的孩子在家里和社区里表现得更好。在第二组中，我们教授了同样的育儿技巧，但增加了乐观主义训练。我们教他们如何意识到他们的干扰性想法（例如，“他在商店里大喊大叫，我知道其他人认为我是个坏妈妈”），以及如何打断这些想法或寻找替代性想法（例如，“他在大喊大叫，但我知道如何处理，我有一个计划”）。我们发现乐观养育法可以帮助父母改善孩子的行为（Durand et al.，2013）。这些父母能更好地让他们的孩子从事一些不愉快的任务和日常活动，自己的压力感也会降低，并且能体会到更多的控制感（Durand, 2011a）。第一组只接受行为训练的父母只会继续回避与孩子相处的困难，而这些困难往往会随着孩子长大而导致更棘手的问题（让步或者过度保护的问题）。有研究发现，许多ASD儿童的父母在就寝时间会对孩子有过度保护的行为（例如，在孩子的床上一直陪孩子入睡），这可能会导致持续的睡眠问题（Chou et al.，2012）。所有这些都有助于解释为什么有些家长被困在家里，产生无助感。

第三节　同胞的特殊情况

同胞可以帮助彼此在复杂的社会世界中找到方向。虽然不是所有的同胞在所有的发展阶段都能和睦相处，但他们可以成为重要社会交流的良好榜样（例如，学习分享，调节情绪）。一些研究正关注正常发育的同胞在家庭干预中所扮演的重要角色。研究人员评估了同胞如何帮助ASD儿童提升学习和实践社交的能力，从而可以增加他们在家庭外与其他孩子成功社交的机会。在一组实验中，研究人员教4位哥哥姐姐鼓励他们患有ASD的弟弟妹妹在玩耍的时候做模仿练习（“做我所做的”），这个过程被称为交互模仿训练（Walton & Ingersoll, 2012）。研究结果显示，3个ASD患儿的模仿能力得到了提高，4个ASD患儿的联合注意力都得到了提升。在其他研究中，假设同胞的交互模仿训练可以不同程度地提升其他社交技能，实验结果均证实了该假设（Castorina & Negri, 2011； Ferraioli & Harris, 2011； Oppenheim-Leaf, Leaf, Dozier, Sheldon, & Sherman, 2012）。

作为ASD患儿的同胞当然会面临着一些困难。例如，雅各布的妹妹邦妮就描述了她在中学时如何因哥哥而感到尴尬。她说他是一个“无所不知”的人，经常纠正他的同学和她的朋友，也会指出一些让他们不高兴的事情（例如，对一个同学说，“你的牙套很难看”）。邦妮告诉我们，她从不把朋友带回家，当她和朋友们在学校操场上玩的时候，她会避开雅各布。同胞的经历可能是完全不同的。作为ASD患儿的同胞，虽然有时经历可能是消极的（如Kaminsky & Dewey, 2001），但也有研究发现，如果同胞能够很好地适应当下的状况，那么在与患有ASD的同胞一起成长的过程中是可以体验到积极一面的（Hastings, 2007； Kaminsky & Dewey, 2002； Pilowsky, Yirmiya, Doppelt, Gross-Tsur, & Shalev, 2004）。

尽管关于支持同胞的研究相对较少，但仍有几种模式可以用来帮助他们应对来自ASD同胞带来的挑战。首先，鼓励父母与他们正常发育的孩子就他们的经历进行坦率的对话是有帮助的，有时也能起到启发作用（Tsao, Davenport，& Schmiege, 2012）。其次，还有一种名为“同胞店（Sibshops）”的团体活动可以帮助到他们，这个活动非常受欢迎，是让家中有ASD同胞的孩子们聚集在一起，分享共同的经历（Meyer & Vadasy, 1994）。活动设有以下目标：结交其他ASD患儿同胞；讨论拥有ASD同胞带来的乐趣和挑战；讨论并了解ASD同胞的特殊需要；讨论策略来处理面临的困难（例如，告诉父母他们有时会有被忽视的感觉，有时会因为同胞的行为感到羞愧）。这种类型的活动有助于提高对ASD患儿同胞们特殊需求的认识，并可以让有相似经历的人互相提供支持。但关于哪些类型的儿童可能从中受益以及预后的结果，相关的经验数据相对较少（Conway & Meyer, 2008； Zona, Christodulu, & Durand, 2004）。

小结

ASD患者的家庭成员面临的挑战是多样的，需要来自各方面的支持。有许多组织可以为患者家属的需求提供适当的推荐。临床医生熟悉这些患者及家属的需求也是非常有必要的。幸运的是，接受过CBT培训的临床医生可以为这些父母和照顾者提供宝贵的帮助，不仅可以改善他们自己的健康状况，还可以帮助他们应对养育孩子的挑战。ASD患者的同胞也可以提供适当的干预帮助，但必须对他们进行密切监测，以评估他们的经历对自身情绪和行为发展的影响。

术语表

接纳与承诺疗法（**Acceptance and Commitment Therapy**）一种认知行为疗法，力求帮助个人重新构建对困难的认知，并帮助其学习如何注意到某些冲突，而不是回避它们。

领养研究（**Adoption studies**）了解家族聚集性疾病的病因，厘清遗传因子与环境因子与疾病关系的研究方法。对在不同家庭和环境中长大的一级亲属进行追踪研究，如果他们表现出共同的特征（比如疾病），那这些特征很可能有遗传成分。

等位基因（**allele**）染色体对中的一个成员，代表染色体上某一特定遗传位点上的一个基因。

杏仁核（**Amygdala**）大脑边缘系统的一部分，负责调节情绪以及学习和控制冲动的能力。

前因干预法（**antecedent-based interventions**）指改变问题行为发生之前的特定周围环境事件的干预方法。

应用行为分析（**Applied Behavior Analysis**）将目标任务（即教学的知识、技能、行为、习惯等）按照一定的方式和顺序分解成一系列较小的步骤，然后采用适当的强化方法，按照任务分解确定的顺序逐步训练每一小步骤，直到儿童掌握所有步骤，最终可以独立完成任务，并且在其他场合下能够应用其所学会的知识、技能。

阿斯伯格综合征（**Asperger's Disorder, DSM-IV-TR**）主要特征为社交困难和行为刻板，但有一定的语言和认知能力，大部分智商正常。

关联研究（**Association Studies**）在有和没有特定疾病的人群中比较标记基因的研究策略。

扩大性沟通策略（**Augmentative Communication Strategies**）借助图片或电脑辅助有沟通障碍的人，使他们能够与他人沟通。

伙伴关系模型（**Autism Partnerships Model**）一种基于应用行为分析的采用分解式教学方法的综合治疗模型（McEachin & Leaf, 1999）。

自闭症（**Autism, DSM-IV-TR**）一种严重的社会交往和交流障碍，行为、兴趣和活动模式受限的状态。

泛自闭症表型（**Border Autism Phenotype**）自闭症谱系障碍儿童的家庭成员的一组特征，可能与一般人群不同。

自闭症及相关疾病中心（**CARD**）**模型**（**Center for Autism and Related Disorder Model**）一种基于应用行为分析的采用分解式教学方法的综合治疗模型（Keenan, Henderson, Kerr, & Dillenburger, 2006）。

儿童效能（**Child Efficacy**）对孩子改变能力的感知。在行为养育中，它指的是父母对孩子表现得更好和改善其他行为的能力的乐观程度。

儿童分裂障碍（**Childhood Disintegrative Disorder, DSM-IV-TR**） 在最初的2~4年，孩子的发育表现正常，但之后出现包括语言、适应行为和运动技能的严重退化。

电脑辅助教学（**Computer-aided Instruction**）使用电脑教学并促进交流和语言发展能力。

拷贝数变异（**Copy Number Variants**） 由基因组发生重排而导致的，一般指基因组大片段的拷贝数增加或者减少，从而导致不匹配的基因功能和典型的大脑发育中断。

新生突变（**De Novo Mutation**） 是属于生殖细胞突变中的一类突变，指的是在一个家系中，第一次出现的突变。这个突变在父本中是没有的，只是在子代中第一次出现，是父母一方的生殖细胞（卵子或精子）或受精卵发生突变的结果。

丹佛模型（**Denver Model**） 也称为“针对学龄前儿童的丹佛模型”。基于发展和关系的概念，采用自然主义应用行为分析的策略，注重家长参与、人际交往及积极影响的综合治疗模式（Rogers et al.，2006）。

区别性强化（**Different Reinforcement**） 对适当的行为的出现或问题行为的减少（使用表扬或其他奖励）使用强化手段，

同时忽略不适当的行为。通过强化更具功能性的行为，忽略问题行为，那么问题行为就会减少。

DIR（基于发展、个体差异和关系）模型（Developmental, Individual differences, Relationship–based model， DIR）也被称为“地板时光”，强调在家庭环境中，父母和儿童通过共同参与的创造性活动，以儿童独特的知觉和兴趣为引导，促进儿童情感体验的形成，提高儿童象征性的表达能力，促进儿童人际关系和智慧的发展（Greenspan & Wieder, 2006）。

回合式教学法（Discrete Trial Training）一对一的教学方法，明确地使用指导、提示、反应、结果和间隔期来教授新技能和新行为。这适用于有明确开始和结束的技能，可以通过小的重复步骤来教授。

辩驳（Disputation）直面来访者的负面想法，并讨论这些想法的有效性和价值。

分散注意力（Distraction）练习意识到一个问题的想法，然后努力将注意力重新集中在其他事情上。

道格拉斯模型（Douglass Model）以应用行为分析为基础，采用离散单元教学方法的综合课堂治疗模型（Harris, Handleman, Gordon, Kristoff， & Fuentes, 1991）。

表观遗传学（Epigenetics）在不改变DNA的情况下，环境因素（如母亲的压力、怀孕期间的饮食等）改变基因功能的过程。

消退（Extinction） 在学习过程中，一个反应如果是由操作性条件作用中的强化或经典条件作用中的配对维持的，当这种强化或配对被移除时，这种反应就会减少；也表示移除强化或配对的过程。

脆性X染色体综合征（Fragile X Syndrome） 由X染色体缺陷引起的异常模式，导致智力障碍、学习障碍和不寻常的身体特征，常伴有自闭症的症状。

功能性行为评估（Functional Behavior Assessment） 用来确定特定行为目的的各种技巧和策略（例如，获得他人的注意，逃离不愉快的情况）。这些信息被用于设计针对挑战性行为的干预措施（例如，功能性沟通训练）。

功能性沟通训练（Functional Communication Training）教授言语或非言语沟通技巧以取代不受欢迎的行为。

遗传标记（Genetic Markers） 在遗传分析上用作标记的基因，也称为标记基因。指可追踪染色体、染色体某一节段、某个基因在家系中传递的任何一种遗传特性。

全基因组关联研究（Genome-Wide Aaaociation Studies） 在一个群体中检查一个特定的等位基因和特征之间的联系的研究。

Hanen模型（Hanen Model） 一种基于发展和关系的概念，父母参与的综合治疗模式（McConachie, Randle, Hammal, & Le Couteur, 2005）。

HIGASHI模型（Higashi Model） 又被称为“日常生活疗法”，是一种强调体育锻炼、情绪稳定性和智力上的刺激的综合治疗模式（Larkin & Gurry, 1998）。

随机教学（Incidental Teaching） 设置自然情境以激发学生兴趣的过程，以及在这种环境下使用激励技术以鼓励社会交流。

分享式注意力（Joint Attention） 一种社交技能，涉及人与人之间相互进行眼神交流。

LANCASTER模型（Lancaster Model） 一种基于应用行为分析的采用回合式教学方法的综合课堂治疗模型（Bruey & Vorhis, 2006）。

LEAP 模式（Leap Model） 基于应用行为分析，在包容的环境中采用回合式教学和情境教学方法的幼儿综合治疗模式（Hoyson, Jamieson， & Strain, 1984）。

LOVAAS研究所模型（Lovaas Institute Model） 基于应用行为分析的一种采用回合式教学方法的幼儿综合治疗模式（Cohen, Amerine-Dickens & Smith, 2006）。

手势语（Manual Sign Language） 在没有说话的情况下使用手势（通常由美国标准手语规定）来传达基本信息。

MAY研究所模型（May Institute Model） 采用回合式教学方法，基于应用行为分析的一种综合课堂治疗模式（Campbell et al.， 1998）。

自然环境教学法（Milieu Teaching）一套以行为分析为基础的治疗策略，主要应用于日常工作中达到沟通目的的情境中。这些策略包括模型策略、人工模型策略、延迟策略和随机教学策略。

正念疗法（Mindfulness Therapy）一种强调使用冥想练习来帮助人们练习意识到当下发生的内部和外部经验的治疗方法。正念疗法已经被证明对焦虑和抑郁等有帮助。

自然干预（Naturalistic Intervention）利用学习者的本身兴趣或自然环境作为突破口来教导或鼓励特定的行为。这种方法通常使用环境设置、互动技术和行为策略等。

乐观养育法（Optimistic Parenting）结合父母行为训练和特定认知行为治疗的指导，集中于那些可能给父母带来挫败感的认知。

氧化应激（Oxid Ative Stress）细胞自身清除有害自由基的正常过程被打断。

催产素（Oxytocin）一种似乎与社会交往有关系的大脑激素。

家长实施的干预（Parent Implemented Intervention）由父母实施的干预策略，通过创造学习机会，帮助孩子获得特定技能或减少问题行为。

同伴介导干预（Peer-Mediated Instruction And Intervention）在此练习中，同龄人被教导如何与ASD患者互动并参与其中，以帮助ASD患者获得新的社交和游戏技能。通过教师指导和学生发起的活动，以增加社交的机会。

图像交换沟通法（Picture Exchange Communication System，Pecs）是一种交流训练项目，用来促进语言障碍儿童的交流，使他们能够表达自己的需要。

关键性反应训练模型（Pivotal Response Treatment Model，Prt）以应用行为分析为基础，采用回合式教学法和随机教学方法的综合治疗模型（R. Koegel & Koegel, 2006）。该模型侧重于四种关键行为：对多种线索的反应、动机、自我管理和自我启动。

安慰剂效应（Placebo Effect）行为改变是由人对改变的期望而不是实验操作本身引起的。在自闭症谱系障碍领域，这可能涉及父母对孩子行为改变的期望。

基因多效性（Pleiotropy）控制或影响多种表型特征的单一基因。这些特征可能彼此无关。

多导睡眠图评估（Polysomnographic Evaluation）对睡眠障碍的评估，在实验室中对病人的心脏、肌肉、呼吸、脑电波和其他功能进行监测。

普林斯顿儿童发展研究所模型（Princeton Child Development Institute Model，Pcdi）以应用行为分析为基础，采用回合式教学法的综合课堂治疗模式（Fenske, Zalenski, Krantz, & McClannahan, 1985）。

语调（**Prosody**） 说话时所用的语调模式，一些自闭症患者表现异常（例如，说话声音太大，使用高音）。

浦肯野细胞（**Purkinje Cells**） 从小脑皮质发出的唯一能够传出冲动的神经元，参与控制运动协调。

相应的基因-环境模型（**Reciprocal Gene-Environment Model**） 具有某种疾病的遗传易感性的人可能也有创造环境风险因素的倾向，从而促进了这种疾病的发生。

反应中断及转移（**Response Interruption/Redirection**）用来减少问题行为的联系，主要针对那些重复的、刻板的或自残的行为。学习者不再进行问题行为，而是被鼓励进行更恰当的行为。

响应性教学模式（**Responsive Teaching Model**）一种基于发展和关系的概念，包括父母采用自然主义策略参与其中的综合治疗模式（Mahoney & Perales, 2005）。

自我效能感（**Self-Efficacy**）父母如何看待他们养育ASD孩子的能力和有效性。

自我管理（**Self-Management**）ASD患者监控自己的行为并在不同环境下采取适当行动的能力。

社会沟通、情绪调节、互动支持模型（**Social Communication, Emotional Regulation, Transactional Supports Model，Scerts**） 基于发展和关系的概念，使用自然主义和儿童指导活动的综合治疗模式（Prizant, Wetherby, Rubin, Laurent， & Rydell, 2006）。

社会叙事（**Social Narratives**）通过简短的描述指出在各种社会环境中重要的线索和适当的反应或行为，帮助学习者习得特定的社会技能。包括使用图片或其他视觉辅助，引导学习者做出适当的行为和反应。

社交技巧训练小组（**Social Skills Groups**）通过引导、角色扮演或练习、获得反馈等方式与同伴进行互动的小组，以期帮助ASD患者。

"儿子，站起来"项目（**Son Rise**）基于发展和关系的概念，使用自然主义和儿童指导活动的综合治疗模式（B. Kaufman, 1981）。

语音生成设备（**Speech Generating Devices**）便携式电子设备，为那些有语言障碍或没有语言能力的用户提供合成或数字语音。

结构化工作系统（**Structured Work Systems**）系统、有组织的视觉任务呈现，帮助学习者在没有成人指导或提示的情况下独立练习已掌握的技能。

替代法（**Substitution**）引导来访者用更积极有用的想法（例如，"我努力成为一个更好的父母，事情正在变得越来越好"）取代消极想法的技巧。

SUMMIT模型（**Summit Model**）基于应用行为分析的采用回合式教学法的综合课堂治疗模型（S. R. Anderson, Thomeer, &

King, 2006）。

任务分析（Task Analysis）把一项任务分成更小的，更容易管理的步骤，一次完成一个的过程。

Teacch模型（Asd及相关沟通障碍儿童的治疗和教育，Treatment and Education of Autistic and Related Communication-Handicapped Children） 以应用行为分析为基础，采用回合式教学方法的综合课堂治疗模式。它非常注重结构化教学，如可视化时间表和工作站（Panerai, Ferrante，& Zingale, 2002）。

心理理论（**Theory of Mind**）能够解释自己和他人的意图和情绪。

时间延迟法（**Time Delay**）在指示和提示之间提供延迟，允许有时间启动反应或行为。这种延迟可以是恒定的，也可以是渐进的，并且最终会逐渐减少对提示符的使用。

视频示范法（**Video Modeling**）使用其他孩子或目标人物参与的视频，进行示范教学和反馈，用来教授社交技巧。

视觉支持（**Visual Supports**）鼓励任务参与、社会互动和游戏技能发展的视觉工具。

关于作者

马克·杜兰德博士是世界范围内自闭症谱系障碍领域的权威专家。他是南佛罗里达圣彼得堡大学（USFSP）的心理学教授，也是文理学院的创始院长和负责学术事务的副校长。1991年，他在纽约州立大学奥尔巴尼分校获得卓越教学奖；2007年，他在USFSP获得校长卓越研究和创新奖。杜兰德博士是美国自闭症协会专业顾问委员会成员和美国心理协会会员。他是《积极行为干预杂志》的联合编辑，撰写了100多份学术出版物和10本书，其中包括在全球1000多所大学使用的变态心理学教科书。

杜兰德博士研究的主题包括自闭症儿童和成人严重行为问题的评估与治疗、家长培训以及儿童睡眠问题治疗方法等。他开发了一种现今最流行的功能性行为评估工具——动机评估量表，并且已被翻译成15种语言。最近，他开发了一种创新的方法来帮助家庭成员与孩子一起工作，并出版了一本为自闭症谱系障碍儿童的父母和看护者提供的指南书——《乐观育儿：给家长和来自星星的孩子带来希望》，这本书已获得了几个国家级的奖项。

参考文献

[1] Abbeduto, L., Seltzer, M. M., Shattuck, P., Krauss, M. W., Osmond, G., & Murphy, M. M. (2004). Psychological well–being and coping in mothers of youths with autism, Down syndrome, or fragile X syndrome. *American Journal on Mental Retardation*, 109, 237–254. doi: 10.1352/0895–8017(2004)109 2.0.CO；2

[2] Achenbach, T. M., & Edelbrock, C. S. (1991). *The Child Behavior Checklist.* Department of Psychiatry, University of Vermont, Burlington.

[3] Addington, A. M., & Rapoport, J. L. (2012). Annual research review: Impact of advances in genetics in understanding developmental psychopathology. *Journal of Child Psychology and Psychiatry*, 53, 510–518. doi: 10.1111/j.1469– 7610.2011.02478.x

[4] Ahearn, W. H., Castine, T., Nault, K., & Green, G. (2001). An assessment of food acceptance in children with autism or pervasive developmental disorder–not otherwise specified. *Journal of Autism and Developmental Disorders*, 31, 505–511.

doi: 10.1023/A: 1012221026124

[5] Allen, G., & Courchesne, E. (2003). Differential effects of developmental cerebellar abnormality on cognitive and motor functions in the cerebellum: An fMRI study of autism. *The American Journal of Psychiatry*, 160, 262–273. doi: 10.1176/appi.ajp.160.2.262

[6] Allen, J., DeMyer, M., Norton, J., Pontius, W., & Yang, G. (1971). Intellectuality in parents of psychotic, subnormal, and normal children. *Journal of Autism and Childhood Schizophrenia*, 1, 311–326. doi: 10.1007/BF01557351

[7] Al–Qabandi, M., Gorter, J. W., & Rosenbaum, P. (2011). Early autism detection: Are we ready for routine screening? *Pediatrics*, 128, e211–e217. doi: 10.1542/ peds.2010–1881

[8] Aman, M. G., McDougle, C. J., Scahill, L. M., Handen, B., Arnold, L. E., Johnson, C.,... Wagner, A. (2009). Medication and parent training in children with pervasive developmental disorders and serious behavior problems: Results from a randomized clinical trial. *Journal of the American Academy of Child & Adolescent Psychiatry*, 48, 1143–1154. doi: 10.1097/CHI.0b013e3181bfd669

[9] Aman, M. G., Tasse, M. J., Rojahn, J., & Hammer, D. (1996).

The Nisonger CBRF: A child behavior rating form for children and adolescents with developmental disabilities. *Research in Developmental Disabilities*, 17, 41–57. doi: 10.1016/0891–4222(95)00039–9

[10] Amaral, D. G., Dawson, G., & Geschwind, D. (Eds.). (2011). *Autism spectrum disorders.* New York, NY: Oxford University Press. doi: 10.1093/ med/9780195371826.001.0001

[11] American Academy of Pediatrics. (2007). *Identification and evaluation of children with autism spectrum disorders.* Retrieved from http: //www.medicalhomeinfo. org/downloads/pdfs/ AutismAlarm.pdf

[12] American Psychiatric Association. (2000). *Diagnostic and statistical manual of mental disorders (4th ed., Text Revision).* Washington, DC: Author.

[13] American Psychiatric Association. (2013). *Diagnostic and statistical manual of mental disorders (5th ed.).* Washington, DC: Author.

[14] American Psychological Association. (2010). *Ethical principles of psychologists and codes of conduct.* Washington, DC: Author. Retrieved from http: //www.apa. org/ethics/code/index.aspx

[15] Anderson, D. K., Lord, C., Risi, S., DiLavore, P. S., Shulman,

C., Thurm, A.,... Pickles, A. (2007). Patterns of growth in verbal abilities among children with autism spectrum disorder. *Journal of Consulting and Clinical Psychology*, 75, 594–604. doi: 10.1037/0022–006X.75.4.594

[16] Anderson, S. R., Thomeer, M. L., & King, D. C. (2006). *Summit academy*: *Implementing a system–wide intervention.* Austin, TX: PRO–ED.

[17] Armstrong, T. (2010). *Neurodiversity*: *Discovering the extraordinary gifts of autism, ADHD, dyslexia, and other brain differences.* Cambridge, MA: Da Capo Press.

[18] Asperger, H. (1991). "Autistic psychopathy" in childhood. In U. Frith (Ed.), *Autism and Asperger syndrome* (pp. 37–92). Cambridge, England: Cambridge University Press. (Original work published 1944) doi: 10.1017/CBO9780511526770.002

[19] Atladóttir, H. Ó., Henriksen, T. B., Schendel, D. E., & Parner, E. T. (2012). Autism after infection, febrile episodes, and antibiotic use during pregnancy: An exploratory study. *Pediatrics,* 130, e1447–1454. doi: 10.1542/peds.2012–1107

[20] Autism and Developmental Disabilities Monitoring Network. (2007). Prevalence of autism spectrum disorders–autism and developmental disabilities monitor ing network, 14 sites,

United States, 2002. *Morbidity and Mortality Weekly Report.* Surveillance Summaries, 56, 12–28.

[21] Baer, R. A. (2003). Mindfulness training as a clinical intervention: A conceptual and empirical review. *Clinical Psychology*: *Science and Practice*, 10, 125–143. doi: 10.1093/clipsy.bpg015

[22] Baio, J. (2012). Prevalence of autism spectrum disorders–Autism and Developmental Disabilities Monitoring Network, 14 Sites, United States, 2008. *Morbidity and Mortality Weekly Report. Surveillance Summaries*, 61(3), 1–19. Atlanta, GA: Centers for Disease Control and Prevention.

[23] Barclay, N. L., & Gregory, A. M. (2013). Quantitative genetic research on sleep: A review of normal sleep, sleep disturbances and associated emotional, behavioural, and health–related difficulties. *Sleep Medicine Reviews*, 17, 29–40. doi: 10.1016/j.smrv.2012.01.008

[24] Barnes, K. E. (1982). *Preschool screening*: *The measurement and prediction of children at–risk.* Springfield, IL: Charles C Thomas.

[25] Baron–Cohen, S. (1997). Mindblindness: An essay on autism and theory of mind. Cambridge, MA: MIT Press. Baron–Cohen,

S. (2009, November 9). The short life of a diagnosis. *The New York Times*, p. A35. Retrieved from http: //www.nytimes. com/2009/11/10/opinion/ 10baron–cohen.html

[26] Baron–Cohen, S., Tager–Flusberg, H. E., & Cohen, D. J. (2000). *Understanding other minds: Perspectives from developmental cognitive neuroscience.* New York, NY: Oxford University Press.

[27] Baron–Cohen, S., Wheelwright, S., Cox, A., Baird, G., Charman, T., Swettenham, J.,... Doehring, P. (2000). Early identification of autism by the Checklist for Autism in Toddlers (CHAT). *Journal of the Royal Society of Medicine*, 93, 521–525.

[28] Bartak, L., & Rutter, M. (1974). The use of personal pronouns by autistic children. *Journal of Autism and Childhood Schizophrenia*, 4, 217–222. doi: 10.1007/ BF02115227

[29] Beardon, L., & Worton, D. (2011). *Aspies on mental health: Speaking for ourselves.* London, England: Kingsley.

[30] Begeer, S., Bernstein, D. M., van Wijhe, J., Scheeren, A. M., & Koot, H. (2012). A continuous false belief task reveals egocentric biases in children and adolescents with Autism Spectrum Disorders. *Autism*, 16, 357–366. doi: 10.1177/ 1362361311434545

[31] Begeer, S., Gevers, C., Clifford, P., Verhoeve, M., Kat, K.,

Hoddenbach, E., & Boer, F. (2011). Theory of Mind training in children with autism: A randomized controlled trial. *Journal of Autism and Developmental Disorders*,41, 997–1006. doi: 10.1007/s10803–010–1121–9

[32] Behar, L., & Stringfield, S. (1974). *Preschool Behavior Questionnaire. Durham,* NC: LINC Press.

[33] Bellini, S., & Akullian, J. (2007). A meta–analysis of video modeling and video self–modeling interventions for children and adolescents with autism spectrum disorders. *Exceptional Children*, 73(3), 264–287.

[34] Berg, A. T., & Plioplys, S. (2012). Epilepsy and autism: Is there a special relationship? *Epilepsy & Behavior*, 23, 193–198. doi: 10.1016/j.yebeh.2012.01.015

[35] Berger, R. H., Miller, A. L., Seifer, R., Cares, S. R., & Lebourgeois, M. K. (2012). Acute sleep restriction effects on emotion responses in 30– to 36–month–old children. *Journal of Sleep Research*, 21, 235–246. doi: 10.1111/j.1365–2869.2011.00962.x

[36] Bettelheim, B. (1967). *The empty fortress: Infantile autism and the birth of the self.* New York, NY: Free Press.

[37] Bhasin, T. K., & Schendel, D. (2007). Sociodemographic risk

factors for autism in a U.S. metropolitan area. *Journal of Autism and Developmental Disorders,* 37, 667–677. doi: 10.1007/ s10803–006–0194–y

[38] Billstedt, E., Gillberg, I. C., & Gillberg, C. (2007). Autism in adults: Symptom patterns and early childhood predictors: Use of the DISCO in a community sample followed from childhood. *Journal of Child Psychology and Psychiatry*, 48, 1102–1110. doi: 10.1111/j.1469–7610.2007.01774.x

[39] Bishop, J., Huether, C. A., Torfs, C., Lorey, F., & Deddens, J. (1997). Epidemiologic study of Down syndrome in a racially diverse California population, 1989–1991. *American Journal of Epidemiology*, 145, 134–147. doi: 10.1093/ oxfordjournals.aje. a009084

[40] Blumberg, S. J., Bramlett, M. D., Kogan, M. D., Schieve, L. A., & Jones, J. R. (2013). Changes in prevalence of parent–reported autism spectrum disorder in school–aged U.S. children: 2007 to 2011–2012. *National Health Statistics Reports,* no. 65. Hyattsville, MD: National Center for Health Statistics.

[41] Bolton, P. F., Carcani–Rathwell, I., Hutton, J., Goode, S., Howlin, P., & Rutter, M. (2011). Features and correlates of epilepsy in autism. T*he British Journal of Psychiatry*, 198, 289–

294. doi: 10.1192/bjp.bp.109.07687

[42] Bondy, A. S., & Frost, L. A. (1994). The picture exchange communication system. *Focus on Autism and Other Developmental Disabilities*, 9(3), 1–19. doi: 10.1177/108835769400900301

[43] Boyd, B. A., McDonough, S., & Bodfish, J. (2012). Evidence–based behavioral interventions for repetitive behaviors in autism. *Journal of Autism and Developmental Disorders*, 42, 1236–1248. doi: 10.1007/s10803–011–1284–z

[44] Boyd, B. A., Woodard, C. R., & Bodfish, J. W. (2013). Feasibility of exposure response prevention to treat repetitive behaviors of children with autism and an intellectual disability: A brief report. *Autism*, 17, 196–204. doi: 10.1177/1362361311414066

[45] Breece, E., Paciotti, B., Nordahl, C. W., Ozonoff, S., Van de Water, J. A., Rogers, S. J.,... Ashwood, P. (2012). Myeloid dendritic cells frequencies are increased in children with autism spectrum disorder and associated with amygdala volume and repetitive behaviors. *Brain, Behavior, and Immunity*. Retrieved from http: //www.sciencedirect.com/science/article/pii/S0889159112004680

[46] Brownell, R. (2000). *Expressive one–word picture vocabulary test*. Novato, CA: Academic Therapy.

[47] Bruey, C. T., & Vorhis, N. (2006). The Lancaster–Lebanon IU 13 autism support program. In J. Handleman & S. Harris (Eds.), *School–age programs for children with autism* (pp. 115–142). Austin, TX: PRO–ED.

[48] Bruinsma, Y., Koegel, R. L., & Koegel, L. K. (2004). Joint attention and children with autism: A review of the literature. *Mental Retardation and Developmental Disabilities Research Reviews*, 10, 169–175. doi: 10.1002/mrdd.20036

[49] Bryson, S. E., Zwaigenbaum, L., McDermott, C., Rombough, V., & Brian, J. (2008). The Autism Observation Scale for Infants: Scale development and reliability data. *Journal of Autism and Developmental Disorders*, 38, 731–738. doi: 10.1007/s10803–007–0440–y

[50] Buggey, T. (2012). Video modeling applications for persons with autism. In P. A. Prelock & R. J. McCauley (Eds.), *Treatment of autism spectrum disorders*: *Evidence based–intervention strategies for communication and social interactions* (pp. 345–369). Baltimore, MD: Brookes.

[51] Buie, T., Campbell, D. B., Fuchs, G. J., Furuta, G. T., Levy, J., VandeWater, J.,... Winter, H. (2010). Evaluation, diagnosis, and treatment of gastrointestinal disorders in individuals with ASDs:

A consensus report. *Pediatrics*, 125(Suppl. 1), S1–S18. doi: 10.1542/peds.2009–1878C

[52] Buie, T., Fuchs, G. J., Furuta, G. T., Kooros, K., Levy, J., Lewis, J. D.,... Winter, H. (2010). Recommendations for evaluation and treatment of common gastrointestinal problems in children with ASDs. *Pediatrics*, 125(Suppl. 1), S19–S29. doi: 10.1542/ peds.2009–1878D

[53] Butzer, B., & Konstantareas, M. M. (2003). Depression, temperament and their relationship to other characteristics in children with Asperger's disorder. *Journal on Developmental Disabilities*, 10, 67–72.

[54] Caglayan, A. O. (2010). Genetic causes of syndromic and non–syndromic autism. *Developmental Medicine & Child Neurology*, 52, 130–138. doi: 10.1111/j.1469– 8749.2009.03523.x

[55] Calzada, L. R., Pistrang, N., & Mandy, W. (2012). High–functioning autism and Asperger's disorder: Utility and meaning for families. *Journal of Autism and Developmental Disorders*, 42, 230–243. doi: 10.1007/s10803–011–1238–5

[56] Campbell, S., Cannon, B., Ellis, J. T., Lifter, K., Luiselli, J. K., Navalta, C. P., & Taras, M. (1998). The May Center for Early Childhood Education: Description of a continuum of

services model for children with autism. International Journal of Disability, *Development and Education*, 45, 173–187. doi: 10.1080/ 1034912980450204

[57] Cappadocia, M. C., Weiss, J. A., & Pepler, D. (2012). Bullying experiences among children and youth with autism spectrum disorders. *Journal of Autism and Developmental Disorders*, 42, 266–277. doi: 10.1007/s10803–011–1241–x

[58] Carr, E. G. (1979). Teaching autistic children to use sign language: Some research issues. *Journal of Autism and Developmental Disorders,* 9, 345–359. doi: 10.1007/ BF01531444

[59] Carr, E. G., Binkoff, J. A., Kologinsky, E., & Eddy, M. (1978). Acquisition of sign language by autistic children. I: Expressive labelling. *Journal of Applied Behavior Analysis,* 11, 489–501. doi: 10.1901/jaba.1978.11–489

[60] Carrasco, M., Volkmar, F. R., & Bloch, M. H. (2012). Pharmacologic treatment of repetitive behaviors in autism spectrum disorders: Evidence of publication bias. *Pediatrics*, 129, e1301–1310. doi: 10.1542/peds.2011–3285

[61] Castorina, L. L., & Negri, L. M. (2011). The inclusion of siblings in social skills training groups for boys with Asperger

syndrome. *Journal of Autism and Developmental Disorders*, 41, 73–81. doi: 10.1007/s10803–010–1023–x

[62] Chalfant, A. M., Rapee, R., & Carroll, L. (2007). Treating anxiety disorders in children with high functioning autism spectrum disorders: A controlled trial. *Journal of Autism and Developmental Disorders*, 37, 1842–1857. doi: 10.1007/s10803–006–0318–4

[63] Charlop–Christy, M. H., Le, L., & Freeman, K. A. (2000). A comparison of video modeling with in vivo modeling for teaching children with autism. *Journal of Autism and Developmental Disorders*,30, 537–552. doi: 10.1023/A:1005635326276

[64] Chauhan, A., & Chauhan, V. (2006). Oxidative stress in autism. *Pathophysiology*, 13, 171–181. doi: 10.1016/j.pathophys.2006.05.007

[65] Chervin, R. D., Hedger, K., Dillon, J. E., & Pituch, K. J. (2000). Pediatric sleep questionnaire (PSQ): Validity and reliability of scales for sleep–disordered breathing, snoring, sleepiness, and behavioral problems. *Sleep Medicine*, 1(1), 21–32. doi: 10.1016/S1389–9457(99)00009–X

[66] Chou, M.–C., Chou, W.–J., Chiang, H.–L., Wu, Y.–Y., Lee, J.–

C., Wong, C.–C., & Gau, S. S.–F. (2012). Sleep problems among Taiwanese children with autism, their siblings and typically developing children. *Research in Autism Spectrum Disorders*, 6(2), 665–672. doi: 10.1016/j.rasd.2011.09.010

[67] Cohen, H., Amerine–Dickens, M., & Smith, T. (2006). Early intensive behavioral treatment: Replication of the UCLA Model in a community setting. *Journal of Developmental & Behavioral Pediatrics*, 27, S145–S155. doi: 10.1097/00004703–200604002–00013

[68] Committee on Bioethics, Committee on Genetics, and The American College of Medical Genetics and Genomics Social, Ethical, and Legal Issues Committee. (2013). Ethical and policy issues in genetic testing and screening of children. *Pediatrics*, 131, 620–622. doi: 10.1542/peds.2012–3680

[69] Conners, C. K. (2008). *Conners Comprehensive Behavior Rating Scales manual.* Toronto, Canada: Multi–Health Systems.

[70] Constantino, J. N., & Gruber, C. P. (2002). *The Social Responsiveness Scale.* Los Angeles, CA: Western Psychological Services.

[71] Conway, S., & Meyer, D. (2008). Developing support for siblings of young people with disabilities. *Support for Learning*,

23, 113–117. doi: 10.1111/j.1467– 9604.2008.00381.x

[72] Council on Children With Disabilities, Section on Developmental Behavioral Pediatrics, Bright Futures Steering Committee, & Medical Home Initiatives for Children With Special Needs Project Advisory Committee (2006). Identifying infants and young children with developmental disorders in the medical home: An algorithm for developmental surveillance and screening. *Pediatrics*, 118, 405–420. doi: 10.1542/peds.2006–1231

[73] Courchesne, E., Webb, S. J., & Schumann, C. M. (2011). From toddlers to adults: The changing landscape of the brain in autism. In D. G. Amaral, G. Dawson, & D. Geschwind (Eds.), *Autism spectrum disorders* (pp. 611–631). New York, NY: Oxford University Press. doi: 10.1093/med/9780195371826.003.0040

[74] Couturier, J. L., Speechley, K. N., Steele, M., Norman, R., Stringer, B., & Nicolson, R. (2005). Parental perception of sleep problems in children of normal intelligence with pervasive developmental disorders: Prevalence, severity, and pattern. *Journal of the American Academy of Child & Adolescent Psychiatry*, 44, 815–822. doi: 10.1097/01.chi.0000166377.22651.87

[75] Cox, A., Rutter, M., Newman, S., & Bartak, L. (1975). A

comparative study of infantile autism and specific developmental receptive language disorder: Ⅱ. Parental characteristics. *The British Journal of Psychiatry*, 126, 146–159. doi: 10.1192/bjp.126.2.146

[76] Crimmins, D. B., Durand, V. M., Theurer–Kaufman, K., & Everett, J. (2001). *Autism program quality indicators: A self–review and quality improvement guide for schools and programs serving students with autism spectrum disorders.* Albany: New York State Department of Education.

[77] Croen, L. A., Najjar, D. V., Fireman, B., & Grether, J. K. (2007). Maternal and paternal age and risk of autism spectrum disorders. *Archives of Pediatrics & Adolescent Medicine*, 161, 334–340. doi: 10.1001/archpedi.161.4.334

[78] Dale, E., Andrew, J., & Fiona, K. (2006). Mothers' attributions following their child's diagnosis of autistic spectrum disorder: Exploring links with maternal levels of stress, depression and expectations about their child's future. *Autism*, 10, 463–479. doi: 10.1177/1362361306066600

[79] Dawson, G. (2008). Early behavioral intervention, brain plasticity, and the prevention of autism spectrum disorder. *Development and Psychopathology*, 20, 775–803. doi: 10.1017/

S0954579408000370

[80] Dawson, G. (2013). Dramatic increase in autism prevalence parallels explosion of research into its biology and causes. *JAMA Psychiatry,* 70(1), p. 9. doi: 10.1001/ jamapsychiatry.2013.488

[81] Dawson, G., Carver, L., Meltzoff, A. N., Panagiotides, H., McPartland, J., & Webb, S. J. (2002). Neural correlates of face and object recognition in young children with autism spectrum disorder, developmental delay, and typical development. *Child Development*, 73, 700–717. doi: 10.1111/1467–8624.00433

[82] Dawson, G., Jones, E. J. H., Merkle, K., Venema, K., Lowy, R., Faja, S.,... Webb, S. J. (2012). Early behavioral intervention is associated with normalized brain activity in young children with autism. *Journal of the American Academy of Child & Adolescent Psychiatry*, 51, 1150–1159. doi: 10.1016/j.jaac.2012.08.018

[83] Dawson, G., Munson, J., Estes, A., Osterling, J., McPartland, J., Toth, K.,... Abbott, R. (2002). Neurocognitive function and joint attention ability in young children with autism spectrum disorder versus developmental delay. *Child Development*, 73, 345–358. doi: 10.1111/1467–8624.00411

[84] Dawson, G., & Osterling, J. (1997). Early intervention in autism: Effectiveness and common elements of current approaches. In

M. J. Guralnick (Ed.), *The effectiveness of early intervention: Second generation research* (pp. 307–326). Baltimore, MD: Brookes.

[85] Dawson, G., Rogers, S., Munson, J., Smith, M., Winter, J., Greenson, J.,... Varley, J. (2010). Randomized, controlled trial of an intervention for toddlers with autism: The Early Start Denver Model. *Pediatrics*, 125(1), e17–e23. doi: 10.1542/ peds.2009–0958

[86] Dawson, M., Mottron, L., & Gernsbacher, M. (2008). Learning in autism. In J. H. Byrne & H. L. Roediger (Eds.), *Learning and memory: A comprehensive reference: Cognitive psychology* (pp. 759–772). New York, NY: Elsevier. doi: 10.1016/ B978–012370509–9.00152–2

[87] de Bruin, E. I., Ferdinand, R. F., Meester, S., de Nijs, P. F. A., & Verheij, F. (2007). High rates of psychiatric co–morbidity in PDD–NOS. *Journal of Autism and Developmental Disorders*, 37, 877–886. doi: 10.1007/s10803–006–0215–x

[88] De Lissovoy, V. (1962). Head banging in early childhood. *Child Development*, 33, 43–56.

[89] Dietz, C., Swinkels, S., Daalen, E., Engeland, H., & Buitelaar, J. (2006). Screening for autistic spectrum disorder in children aged

14–15 months. Ⅱ: Population screening with the Early Screening of Autistic Traits Questionnaire (ESAT). Design and general findings. *Journal of Autism and Developmental Disorders*, 36, 713–722. doi: 10.1007/s10803–006–0114–1

[90] Domes, G., Heinrichs, M., Michel, A., Berger, C., & Herpertz, S. C. (2007). Oxytocin improves "mind–reading" in humans. *Biological Psychiatry*, 61, 731–733. doi: 10.1016/j.biopsych.2006.07.015

[91] Drew, A., Baird, G., Baron–Cohen, S., Cox, A., Slonims, V., Wheelwright, S.,... Charman, T. (2002). A pilot randomised control trial of a parent training intervention for pre–school children with autism. *European Child & Adolescent Psychiatry*, 11, 266–272. doi: 10.1007/s00787–002–0299–6

[92] Due, P., Holstein, B. E., Lynch, J., Diderichsen, F., Gabhain, S. N., Scheidt, P., & Currie, C. (2005). Bullying and symptoms among school–aged children: International comparative cross sectional study in 28 countries. *European Journal of Public Health*, 15, 128–132. doi: 10.1093/eurpub/cki105

[93] Dumas, J., Wolf, L., Fisman, S., & Culligan, A. (1991). Parenting stress, child behavior problems, and dysphoria in parents of children with autism, Down syndrome, behavior

disorders, and normal development. *Exceptionality*, 2, 97–110. doi: 10.1080/09362839109524770

[94] Dunn, L. M., & Dunn, L. M. (1997). *Peabody Picture Vocabulary Test–III.* Circle Pines, MN: American Guidance Service.

[95] Durand, V. M. (1990). *Severe behavior problems: A functional communication training approach.* New York, NY: Guilford Press.

[96] Durand, V. M. (2005). Past, present and emerging directions in education. In D. Zager (Ed.), *Autism: Identification, education, and treatment* (3rd ed., pp. 89–109). Hillsdale, NJ: Erlbaum.

[97] Durand, V. M. (2008). *When children don't sleep well: Interventions for pediatric sleep disorders, Therapist guide.* New York, NY: Oxford University Press.

[98] Durand, V. M. (2011a, August). *The concession process: A new framework for understanding the development and treatment of challenging behavior in autism spectrum disorders.* Paper presented at the annual meeting of the American Psychological Association, Washington, DC.

[99] Durand, V. M. (2011b). Disorders of development. In D. H. Barlow (Ed.), *Oxford handbook of clinical psychology* (pp. 551–573). New York, NY: Oxford University Press.

[100] Durand, V. M. (2011c). *Optimistic parenting: Hope and help for you and your challenging child.* Baltimore, MD: Brookes.

[101] Durand, V. M. (2012). Functional communication training: Treating challenging behavior. In P. A. Prelock & R. J. McCauley (Eds.), *Treatment of autism spectrum disorders: Evidence based–intervention strategies for communication and social interactions* (pp. 107–138). Baltimore, MD: Brookes.

[102] Durand, V. M. (2013). Sleep problems in autism spectrum disorder: Assessment and treatment. In J. K. Luiselli (Ed.), *Children and youth with autism spectrum disorder (ASD): Recent advances and innovations in assessment, education, and intervention.* New York, NY: Oxford University Press.

[103] Durand, V. M., & Barlow, D. H. (2010). *Essentials of abnormal psychology (5th ed.)*. Belmont, CA: Wadsworth/Cengage Learning.

[104] Durand, V. M., & Carr, E. G. (1987). Social influences on "self–stimulatory" behavior: Analysis and treatment application. *Journal of Applied Behavior Analysis*, 20, 119–132. doi: 10.1901/jaba.1987.20–119

[105] Durand, V. M., & Crimmins, D. B. (1988). Identifying variables maintaining self–injurious behavior. *Journal of*

Autism and Developmental Disorders, 18, 99–117. doi: 10.1007/BF02211821

[106] Durand, V. M., & Hieneman, M. (2008a). *Helping parents with challenging children: Positive family intervention, Facilitator's guide.* New York, NY: Oxford University Press. Durand, V. M., & Hieneman, M. (2008b). *Helping parents with challenging children: Positive family intervention, Workbook.* New York, NY: Oxford University Press.

[107] Durand, V. M., Hieneman, M., Clarke, S., Wang, M., & Rinaldi, M. (2013). Positive family intervention for severe challenging behavior I: A multi–site randomized clinical trial. *Journal of Positive Behavior Interventions*, 145, 134–147. doi: 10.1093/oxfordjournals.aje.a009084

[108] Durand, V. M., & Mapstone, E. (1997). Influence of "mood–inducing" music on challenging behavior. *American Journal on Mental Retardation*, 102, 367–378. doi: 10.1352/0895–8017(1998)1022.0.CO；2

[109] Durand, V. M., & Merges, E. (2009). Functional communication training to treat challenging behavior. In W. O'Donohue & J. E. Fisher (Eds.), *General principles and empirically supported techniques of cognitive behavior therapy* (pp. 320–327). New

York, NY: Wiley.

[110] Durkin, M. S., Maenner, M. J., Newschaffer, C. J., Lee, L. C., Cunniff, C. M., Daniels, J. L.,... Zahorodny, W. (2008). Advanced parental age and the risk of autism spectrum disorder. American Journal of Epidemiology, 168, 1268–1276. doi: 10.1093/aje/kwn250

[111] Dykens, E. M., & Lense, M. (2011). Intellectual disabilities and autism spectrum disorder: A cautionary note. In D. G. Amaral, G. Dawson, & D. Geschwind (Eds.), *Autism spectrum disorders* (pp. 263–269). New York, NY: Oxford University Press. doi: 10.1093/med/9780195371826.003.0018

[112] Ehlers, S., Gillberg, C., & Wing, L. (1999). A screening questionnaire for Asperger syndrome and other high–functioning autism spectrum disorders in school age children. *Journal of Autism and Developmental Disorders*, 29, 129–141. doi: 10.1023/A: 1023040610384

[113] Einfeld, S., & Tonge, B. J. (1989). *Developmental Behavior Checklist* (*DBC*). Sydney, Australia: University of Sydney.

[114] Eisenhower, A. S., Baker, B. L., & Blacher, J. (2005). Preschool children with intellectual disability: Syndrome specificity, behaviour problems, and maternal well–being.

Journal of Intellectual Disability Research, 49, 657–671. doi: 10.1111/ j.1365–2788.2005.00699.x

[115] Elsabbagh, M., Divan, G., Koh, Y.–J., Kim, Y. S., Kauchali, S., Marcín, C.,... Fombonne, E. (2012). Global prevalence of autism and other pervasive developmental disorders. *Autism Research*, 5, 160–179. doi: 10.1002/aur.239

[116] Elsabbagh, M., Mercure, E., Hudry, K., Chandler, S., Pasco, G., Charman, T.,... Johnson, Mark H. (2012). Infant neural sensitivity to dynamic eye gaze is associated with later emerging autism. *Current Biology,* 22, 338–342. doi: 10.1016/ j.cub.2011.12.056

[117] Elsabbagh, M., Volein, A., Csibra, G., Holmboe, K., Garwood, H., Tucker, L.,... Johnson, M. H. (2009). Neural correlates of eye gaze processing in the infant broader autism phenotype. *Biological Psychiatry*, 65(1), 31–38. doi: 10.1016/ j.biopsych.2008.09.034

[118] Estes, A., Munson, J., Dawson, G., Koehler, E., Zhou, X.–H., & Abbott, R. (2009). Parenting stress and psychological functioning among mothers of preschool children with autism and developmental delay. *Autism,* 13, 375–387. doi: 10.1177/1362361309105658

[119] Fatemi, S., Aldinger, K., Ashwood, P., Bauman, M., Blaha, C., Blatt, G.,... Welsh, J. (2012). Consensus paper: Pathological role of the cerebellum in autism. *The Cerebellum*, 11, 777–807. doi: 10.1007/s12311–012–0355–9

[120] Fatemi, S. H., Halt, A. R., Realmuto, G., Earle, J., Kist, D. A., Thuras, P., & Merz, A. (2002). Purkinje cell size is reduced in cerebellum of patients with autism. *Cellular and Molecular Neurobiology,* 22, 171–175. doi: 10.1023/A: 1019861721160

[121] Fenske, E. C., Zalenski, S., Krantz, P. J., & McClannahan, L. E. (1985). Age at intervention and treatment outcome for autistic children in a comprehensive intervention program. *Analysis and Intervention in Developmental Disabilities*, 5, 49–58. doi: 10.1016/S0270–4684(85)80005–7

[122] Ferraioli, S. J., & Harris, S. L. (2011). Teaching joint attention to children with autism through a sibling–mediated behavioral intervention. *Behavioral Interventions*, 26, 261–281. doi: 10.1002/bin.336

[123] Ferster, C. B. (1961). Positive reinforcement and behavioral deficits of autistic children. *Child Development*, 32, 437–456.

[124] Filipek, P. A., Accardo, P. J., Baranek, G. T., Cook, E. H., Dawson, G., Gordon, B.,... Levy, S. E. (1999). The screening

and diagnosis of autistic spectrum disorders. *Journal of Autism and Developmental Disorders*, 29, 439–484. doi: 10.1023/A: 1021943802493

[125] Fombonne, E., Quirke, S., & Hagen, A. (2011). Epidemiology of pervasive developmental disorders. In D. G. Amaral, G. Dawson, & D. Geschwind (Eds.), *Autism spectrum disorders* (pp. 90–111). New York, NY: Oxford University Press. doi: 10.1093/med/9780195371826.003.0007

[126] Foster, E. M., & Pearson, E. (2012). Is inclusivity an indicator of quality of care for children with autism in special education? *Pediatrics*, 130(Suppl. 2), S179–S185. doi: 10.1542/peds.2012–0900P

[127] Fox, L., Vaughn, B. J., Wyatte, M. L., & Dunlap, G. (2002). “We can’t expect other people to understand” : Family perspectives on problem behavior. *Exceptional Children*, 68, 437–450.

[128] Frances, A. (2010, February 11). Opening Pandora’s box: The 19 worst suggestions for DSM–5. *Psychiatric Times*, 27(9).

[129] Fraser, A. G., & Marcotte, E. M. (2004). A probabilistic view of gene function. *Nature Genetics*, 36, 559–564. doi: 10.1038/ng1370

[130] Frazier, T. W., Youngstrom, E. A., Speer, L., Embacher, R., Law, P., Constantino, J.,... Eng, C. (2012). Validation of proposed DSM–5 criteria for autism spectrum disorder. *Journal of the American Academy of Child and Adolescent Psychiatry*, 51(1), 28–40. doi: 10.1016/j.jaac.2011.09.021

[131] Frith, U. (1991). Asperger and his syndrome. In U. Frith (Ed.), *Autism and Asperger syndrome* (pp. 1–36). Cambridge, England: Cambridge University Press. doi: 10.1017/CBO9780511526770.001

[132] Ganz, J. B., Earles–Vollrath, T. L., Heath, A. K., Parker, R. I., Rispoli, M. J., & Duran, J. B. (2012). A meta–analysis of single case research studies on aided augmentative and alternative communication systems with individuals with autism spectrum disorders. *Journal of Autism and Developmental Disorders*, 42, 60–74. doi: 10.1007/s10803–011–1212–2

[133] Ganz, M. L. (2007). The lifetime distribution of the incremental societal costs of autism. Archives of Pediatrics & Adolescent Medicine, 161, 343–349. doi: 10.1001/ archpedi.161.4.343

[134] Gardener, H., Spiegelman, D., & Buka, S. L. (2011). Perinatal and neonatal risk factors for autism: A comprehensive meta–analysis. *Pediatrics*, 128, 344–355. doi: 10.1542/peds.2010–1036

[135] Gaspar de Alba, M. J., & Bodfish, J. W. (2011). Addressing parental concerns at the initial diagnosis of an autism spectrum disorder. *Research in Autism Spectrum Disorders*, 5, 633–639. doi: 10.1016/j.rasd.2010.07.009

[136] Geschwind, D. H. (2009). Advances in autism. *Annual Review of Medicine*, 60(1), 367–380. doi: 10.1146/annurev.med.60.053107.121225

[137] Ghaziuddin, M., Ghaziuddin, N., & Greden, J. (2002). Depression in persons with autism: Implications for research and clinical care. *Journal of Autism and Developmental Disorders*, 32, 299–306. doi: 10.1023/A: 1016330802348

[138] Gillespie–Lynch, K., Sepeta, L., Wang, Y., Marshall, S., Gomez, L., Sigman, M., & Hutman, T. (2012). Early childhood predictors of the social competence of adults with autism. *Journal of Autism and Developmental Disorders*, 42, 161–174. doi: 10.1007/s10803–011–1222–0

[139] Gilliam, J. E. (1995). *GARS*: *Gilliam Autism Rating Scale*: *Examiner's manual. Austin*, TX: PRO–ED.

[140] Goin–Kochel, R. P., Mackintosh, V. H., & Myers, B. J. (2009). Parental reports on the efficacy of treatments and therapies for their children with autism spectrum disorders. *Research*

in Autism Spectrum Disorders, 3, 528–537. doi: 10.1016/j.rasd.2008.11.001

[141] Goin–Kochel, R. P., Myers, B. J., & Mackintosh, V. H. (2007). Parental reports on the use of treatments and therapies for children with autism–spectrum disorders. *Research in Autism Spectrum Disorders*, 1, 195–209. doi: 10.1016/j.rasd.2006.08.006

[142] Goldfarb, W. (1963). Self–awareness in schizophrenic children. *Archives of General Psychiatry*, 8, 47–60. doi: 10.1001/archpsyc.1963.01720070049006

[143] Goldman, S. E., Richdale, A., Clemons, T., & Malow, B. (2012). Parental sleep concerns in autism spectrum disorders: Variations from childhood to adolescence. *Journal of Autism and Developmental Disorders*, 42, 531–538. doi: 10.1007/s10803–011–1270–5

[144] Goldstein, A. P., & McGinnis, E. (1997). *Skillstreaming the adolescent: New strategies and perspectives for teaching prosocial skills* (*Vol. 1*). Champaign, IL: Research Press.

[145] Goldstein, H. (2002). Communication intervention for children with autism: A review of treatment efficacy. *Journal of Autism and Developmental Disorders*, 32, 373–396. doi: 10.1023/A:

1020589821992

[146] Goldstein, S., & Ozonoff, S. (2008). Historical perspective and overview. In S. Goldstein, J. A. Naglieri, & S. Ozonoff (Eds.), *Assessment of autism spectrum disorders* (pp. 1–17). New York, NY: Guilford Press.

[147] Gotham, K., Risi, S., Pickles, A., & Lord, C. (2007). The Autism Diagnostic Observation Schedule: Revised algorithms for improved diagnostic validity. Journal of Autism and Developmental Disorders, 37, 613–627. doi: 10.1007/ s10803–006–0280–1

[148] Grandin, T. (2011). *The way I see it: A personal look at autism and Asperger's (2nd ed.). Arlington*, TX: Future Horizons.

[149] Green, G., Brennan, L. C., & Fein, D. (2002). Intensive behavioral treatment for a toddler at high risk for autism. *Behavior Modification*, 26(1), 69–102. doi: 10.1177/0145445502026001005

[150] Green, V. A., Pituch, K. A., Itchon, J., Choi, A., O'Reilly, M., & Sigafoos, J. (2006). Internet survey of treatments used by parents of children with autism. *Research in Developmental Disabilities*, 27, 70–84. doi: 10.1016/j.ridd.2004.12.002

[151] Greenspan, S. I., & Wieder, S. (2006). *Engaging autism: Using*

the floortime approach to help children relate, communicate, and think. Cambridge, MA: Da Capo Press

[152] Grondhuis, S. N., & Aman, M. (2012). Assessment of anxiety in children and adolescents with autism spectrum disorders. *Research in Autism Spectrum Disorders*, 6, 1345–1365. doi: 10.1016/j.rasd.2012.04.006

[153] Guastella, A. J., Einfeld, S. L., Gray, K. M., Rinehart, N. J., Tonge, B. J., Lambert, T. J., & Hickie, I. B. (2010). Intranasal oxytocin improves emotion recognition for youth with autism spectrum disorders. *Biological Psychiatry*, 67, 692–694. doi: 10.1016/j.biopsych.2009.09.020

[154] Gunasekaran, S., & Chaplin, E. (2012). Autism spectrum disorders and offending. *Advances in Mental Health and Intellectual Disabilities*, 6, 308–313. doi: 10.1108/20441281211285955

[155] Hallmayer, J., Cleveland, S., Torres, A., Phillips, J., Cohen, B., Torigoe, T.,... Smith, K. (2011). Genetic heritability and shared environmental factors among twin pairs with autism. *Archives of General Psychiatry*, 68, 1095–1102. doi: 10.1001/archgenpsychiatry.2011.76.

[156] Hancock, T. B., & Kaiser, A. P. (2012). Implementing enhanced

milieu teaching with children who have autism spectrum disorders. In P. A. Prelock & R. J. McCauley (Eds.), *Treatment of autism spectrum disorders: Evidence based intervention strategies for communication and social interactions* (pp. 163–187).

[157] Baltimore, MD: Brookes. Hanley, G. P., Iwata, B. A., & McCord, B. E. (2003). Functional analysis of problem behavior: A review. *Journal of Applied Behavior Analysis*, 36, 147–185. doi: 10.1901/jaba.2003.36–147

[158] Happé, F., & Ronald, A. (2008). The "fractionable autism triad" : A review of evidence from behavioural, genetic, cognitive and neural research. *Neuropsychology Review*, 18, 287–304. doi: 10.1007/s11065–008–9076–8

[159] Harris, S. L., Handleman, J., Gordon, R., Kristoff, B., & Fuentes, F. (1991). Changes in cognitive and language functioning of preschool children with autism. *Journal of Autism and Developmental Disorders*, 21, 281–290. doi: 10.1007/BF02207325

[160] Hastings, R. P. (2002). Parental stress and behaviour problems of children with developmental disability. *Journal of Intellectual and Developmental Disability*, 27, 149–160. doi: 10.1080/1366825021000008657

[161] Hastings, R. P. (2007). Longitudinal relationships between sibling behavioral adjustment and behavior problems of children with developmental disabilities. *Journal of Autism and Developmental Disorders*, 37, 1485–1492. doi: 10.1007/s10803–006–0230–y

[162] Hastings, R. P., & Brown, T. (2002). Behavior problems of children with autism, parental self–efficacy, and mental health. *American Journal on Mental Retardation*, 107, 222–232. doi: 10.1352/0895–8017(2002)1072.0.CO；2

[163] Hastings, R. P., & Johnson, E. (2001). Stress in UK families conducting intensive home–based behavioural intervention for their young child with autism. *Journal of Autism and Developmental Disorders,* 31, 327–336. doi: 10.1023/A:1010799320795

[164] Hayes, S. C., Strosahl, K. D., & Wilson, K. G. (1999). *Acceptance and commitment therapy: An experiential approach to behavior change.* New York, NY: Guilford Press.

[165] Hedley, D., & Young, R. (2006). Social comparison processes and depressive symptoms in children and adolescents with Asperger syndrome. *Autism,* 10, 139–153. doi: 10.1177/1362361306062020

[166] Henninger, N. A., & Taylor, J. L. (2013). Outcomes in adults with autism spectrum disorders: A historical perspective. *Autism*, 17, 103–116. doi: 10.1177/ 1362361312441266

[167] Herman, G. E., Henninger, N., Ratliff–Schaub, K., Pastore, M., Fitzgerald, S., & McBride, K. L. (2007). Genetic testing in autism: How much is enough? *Genetics in Medicine*, 9, 268–274. doi: 10.1097/GIM.0b013e31804d683b

[168] Hoffman, C. D., Sweeney, D. P., Hodge, D., Lopez–Wagner, M. C., & Looney, L. (2009). Parenting stress and closeness: Mothers of typically developing children and mothers of children with autism. *Focus on Autism and Other Developmental Disabilities*, 24, 178–187. doi: 10.1177/1088357609338715

[169] Hollander, E., Novotny, S., Hanratty, M., Yaffe, R., DeCaria, C. M., Aronowitz, B. R., & Mosovich, S. (2003). Oxytocin infusion reduces repetitive behaviors in adults with autistic and Asperger's disorders. *Neuropsychopharmacology*, 28, 193–198. doi: 10.1038/sj.npp.1300021

[170] Holmes, D. (1998). Autism through the lifespan: The Eden model. Bethesda, MD: Woodbine House. Honda, H., Shimizu, Y., & Rutter, M. (2005). No effect of MMR withdrawal on the

incidence of autism: A total population study. *Journal of Child Psychology and Psychiatry*, 46, 572–579. doi: 10.1111/j.1469–7610.2005.01425.x

[171] Howlin, P. (2005). Outcomes in autism spectrum disorders. In F. R. Volkmar, R. Paul, A. Klin, & D. J. Cohen (Eds.), *Handbook of autism and pervasive developmental disorders* (3rd ed., pp. 201–220). New York, NY: Wiley.

[172] Howlin, P., Magiati, I., & Charman, T. (2009). Systematic review of early intensive behavioral interventions for children with autism. *American Journal on Intellectual and Developmental Disabilities*, 114(1), 23–41.

[173] Hoyson, M., Jamieson, B., & Strain, P. S. (1984). Individualized group instruction of normally developing and autistic–like children: The LEAP curriculum model. *Journal of Early Intervention*, 8, 157–172.

[174] Hughes, K., Bellis, M. A., Jones, L., Wood, S., Bates, G., Eckley, L.,... Officer, A. (2012). Prevalence and risk of violence against adults with disabilities: A systematic review and meta–analysis of observational studies. *The Lancet*, 379, 1621–1629. doi: 10.1016/S0140–6736(11)61851–5

[175] Humphrey, N., & Symes, W. (2010). Responses to bullying

and use of social support among pupils with autism spectrum disorders (ASDs) in mainstream schools: A qualitative study. *Journal of Research in Special Educational Needs*, 10(2), 82–90. doi: 10.1111/j.1471–3802.2010.01146.x

[176] Hviid, A., Stellfeld, M., Wohlfahrt, J., & Melbye, M. (2003). Association between thimerosal–containing vaccine and autism. *Journal of the American Medical Association*, 290, 1763–1766. doi: 10.1001/jama.290.13.1763

[177] Hyman, S. E. (2007). Can neuroscience be integrated into the DSM–5? *Nature Reviews Neuroscience*, 8, 725–732. doi: 10.1038/nrn2218

[178] Hyman, S. L., Stewart, P. A., Schmidt, B., Lemcke, N., Foley, J. T., Peck, R.,... Handen, B. (2012). Nutrient intake from food in children with autism. *Pediatrics,* 130(Suppl. 2), S145–S153. doi: 10.1542/peds.2012–0900L

[179] Ingersoll, B. R. (2010). Teaching social communication. *Journal of Positive Behavior Interventions*, 12(1), 33–43. doi: 10.1177/1098300709334797 Interactive Autism Network. (2010). Research report #13: From first concern to diagnosis and beyond. Retrieved from http: //www.iancommunity.org/cs/ian_ research_reports/ian_research_report_13

[180] Jacob, S., Landeros-Weisenberger, A., & Leckman, J. F. (2011). Interface between autism spectrum disorders and obsessive–compulsive behaviors: A genetic and developmental perspective. In D. G. Amaral, G. Dawson, & D. Geschwind (Eds.), *Autism spectrum disorders* (pp. 285–303). New York, NY: Oxford University Press. doi: 10.1093/med/9780195371826.003.0020

[181] Jepsen, M. I., Gray, K. M., & Taffe, J. R. (2012). Agreement in multi–informant assessment of behaviour and emotional problems and social functioning in adolescents with autistic and Asperger's disorder. *Research in Autism Spectrum Disorders*, 6, 1091–1098. doi: 10.1016/j.rasd.2012.02.008

[182] Johnson, C. P., & Myers, S. M. (2007). Identification and evaluation of children with autism spectrum disorders. *Pediatrics*, 120, 1183–1215. doi: 10.1542/ peds.2007–2361

[183] Johnson, C. R., Handen, B. L., Butter, E., Wagner, A., Mulick, J., Sukhodolsky, D. G.,... Smith, T. (2007). Development of a parent training program for children with pervasive developmental disorders. *Behavioral Interventions*, 22, 201–221. doi: 10.1002/bin.237

[184] Johnson, K. P., & Malow, B. A. (2008). Sleep in children with

autism spectrum disorders. *Current Treatment Options in Neurology*, 10, 350–359. doi: 10.1007/ s11940–008–0038–5

[185] Johnson, M. H., Griffin, R., Csibra, G., Halit, H., Farroni, T., De Haan, M.,... Richards, J. (2005). The emergence of the social brain network: Evidence from typical and atypical development. *Development and Psychopathology*, 17, 599–619. doi: 10.1017/S0954579405050297

[186] Jolliffe, T., & Baron–Cohen, S. (1997). Are people with autism and Asperger syndrome faster than normal on the Embedded Figures Test? *Journal of Child Psychology and Psychiatry*, 38, 527–534. doi: 10.1111/j.1469–7610.1997.tb01539.x

[187] Jones, T. L., & Prinz, R. J. (2005). Potential roles of parental self–efficacy in parent and child adjustment: A review. *Clinical Psychology Review*, 25, 341–363. doi: 10.1016/ j.cpr.2004.12.004

[188] Jordan, B. R., & Tsai, D. F. C. (2010). Whole–genome association studies for multigenic diseases: Ethical dilemmas arising from commercialization–the case of genetic testing for autism. *Journal of Medical Ethics*, 36, 440–444. doi: 10.1136/ jme.2009.031385

[189] Kabat–Zinn, J. (1995). *Wherever you go, there you are*:

Mindfulness meditation in everyday life. New York, NY: Hyperion.

[190] Kaminsky, L., & Dewey, D. (2001). Siblings relationships of children with autism. *Journal of Autism and Developmental Disorders*, 31, 399–410. doi: 10.1023/A: 1010664603039

[191] Kaminsky, L., & Dewey, D. (2002). Psychosocial adjustment in siblings of children with autism. *Journal of Child Psychology and Psychiatry,* 43, 225–232. doi: 10.1111/1469–7610.00015

[192] Kanne, S. M., Gerber, A., Quirmbach, L., Sparrow, S., Cicchetti, D., & Saulnier, C. (2011). The role of adaptive behavior in autism spectrum disorders: Implications for functional outcome. *Journal of Autism and Developmental Disorders*, 41, 1007–1018. doi: 10.1007/s10803–010–126–4

[193] Kanner, L. (1943). Autistic disturbances of affective contact. Nervous Child, 2, 217–250. Kanner, L. (1949). Problems of nosology and psychodynamics of early infantile autism. *American Journal of Orthopsychiatry*, 19, 416–426. doi: 10.1111/j. 1939–0025.1949.tb05441.x

[194] Kanner, L. (1971). Follow–up study of eleven autistic children originally reported in 1943. *Journal of Autism and Childhood Schizophrenia*, 1, 119–145. doi: 10.1007/BF01537953

[195] Kapp, S. K., Gillespie–Lynch, K., Sherman, L. E., & Hutman, T. (2013). Deficit, difference, or both? Autism and neurodiversity. *Developmental Psychology,* 49, 59–71.

[196] Karkhaneh, M., Clark, B., Ospina, M. B., Seida, J. C., Smith, V., & Hartling, L. (2010). Social Stories™ to improve social skills in children with autism spectrum disorder. *Autism*, 14, 641–662. doi: 10.1177/1362361310373057

[197] Kasari, C., Gulsrud, A., Freeman, S., Paparella, T., & Hellemann, G. (2012). Longitudinal follow–up of children with autism receiving targeted interventions on joint attention and play. *Journal of the American Academy of Child & Adolescent Psychiatry*, 51, 487–495. doi: 10.1016/j.jaac.2012.02.019

[198] Kaufman, A. S., & Kaufman, N. L. (2003). *Kaufman Assessment Battery for Children* (*2nd ed.*). Circle Pines, MN: AGS.

[199] Kaufman, B. (1981). *A miracle to believe in.* New York, NY: Fawcett Crest.

[200] Kaufmann, W. E., Tierney, E., Rohde, C. A., Suarez–Pedraza, M. C., Clarke, M. A., Salorio, C. F.,... Naidu, S. (2012). Social impairments in Rett syndrome: Characteristics and relationship with clinical severity. *Journal of Intellectual Disability Research*, 56, 233–247. doi: 10.1111/j.1365–2788. 2011.01404.x

[201] Keenan, M., Henderson, M., Kerr, K. P., & Dillenburger, K. (2006). *Applied behaviour analysis and autism: Building a future together.* London, England: Kingsley.

[202] Kim, Y. S., Leventhal, B. L., Koh, Y.–J., Fombonne, E., Laska, E., Lim, E.–C.,... Grinker, R. R. (2011). Prevalence of autism spectrum disorders in a total population sample. *The American Journal of Psychiatry*, 168, 904–912. doi: 10.1176/appi.ajp.2011.10101532

[203] Klei, L., Sanders, S. J., Murtha, M. T., Hus, V., Lowe, J. K., Willsey, A. J.,... Geschwind, D. (2012). Common genetic variants, acting additively, are a major source of risk for autism. *Molecular Autism*, 3(1), 1–13. doi: 10.1186/ 2040–2392–3–9

[204] Kleinhans, N. M., Johnson, L. C., Richards, T., Mahurin, R., Greenson, J., Dawson, G., & Aylward, E. (2009). Reduced neural habituation in the amygdala and social impairments in autism spectrum disorders. *The American Journal of Psychiatry*, 166, 467–475. doi: 10.1176/appi.ajp.2008.07101681

[205] Kliemann, D., Dziobek, I., Hatri, A., Baudewig, J., & Heekeren, H. R. (2012). The role of the amygdala in atypical

gaze on emotional faces in autism spectrum disorders. *The Journal of Neuroscience*, 32, 9469–9476. doi: 10.1523/JNEUROSCI.5294–11.2012

[206] Klin, A. (2011). Asperger's syndrome: From Asperger to modern day. In D. G. Amaral, G. Dawson, & D. Geschwind (Eds.), *Autism spectrum disorders* (pp. 44–59). New York, NY: Oxford University Press. doi: 10.1093/med/9780195371826.003.0004

[207] Knapp, M. (2012). Preliminary research suggests that the overall UK cost of autism is about £34 billion each year. There needs to be a further evaluation of the economic case for early intervention. *LSE Research Online.* Retrieved from http: //eprints.lse.ac.uk/44030/

[208] Knapp, M., Romeo, R., & Beecham, J. (2009). Economic cost of autism in the UK. *Autism*, 13, 317–336. doi: 10.1177/1362361309104246

[209] Koegel, L. K., Koegel, R. L., & Smith, A. (1997). Variables related to differences in standardized test outcomes for children with autism. *Journal of Autism and Developmental Disorders*, 27, 233–243. doi: 10.1023/A: 1025894213424

[210] Koegel, R., & Koegel, L. (2006). *Pivotal response treatments*

for autism. Baltimore, MD: Brookes.

[211] Koegel, R. L., & Koegel, L. K. (2012). *The PRT pocket guide: Pivotal response treatment for autism spectrum disorders*. Baltimore, MD: Brookes.

[212] Kong, A., Frigge, M. L., Masson, G., Besenbacher, S., Sulem, P., Magnusson, G.,... Stefansson, K. (2012). Rate of de novo mutations and the importance of father/'s age to disease risk. *Nature*, 488, 471–475. Retrieved from http: //www.nature.com/nature/journal/v488/n7412/abs/nature11396.html#supplementary–information

[213] Koning, C., Magill–Evans, J., Volden, J., & Dick, B. (2011). Efficacy of cognitive behavior therapy–based social skills intervention for school–aged boys with autism spectrum disorders. *Research in Autism Spectrum Disorders*. doi: 10.1016/j. rasd.2011.07.011

[214] Krakowiak, P., Goolin–Jones, B., Hertz–Picciotto, I., Croen, L. A., & Hansen, R. L. (2008). Sleep problems in children with autism spectrum disorders, developmental delays, and typical development: A population–based study. *Journal of Sleep Research*, 17, 197–206. doi: 10.1111/j.1365–2869.2008.00650.x

[215] Krakowiak, P., Walker, C. K., Bremer, A. A., Baker, A. S.,

Ozonoff, S., Hansen, R. L., & Hertz–Picciotto, I. (2012). Maternal metabolic conditions and risk for autism and other neurodevelopmental disorders. *Pediatrics*, 129, e1121–e1128. doi: 10.1542/peds.2011–2583

[216] Krug, D. A., Arick, J., & Almond, P. (1980). Behavior checklist for identifying severely handicapped individuals with high levels of autistic behavior. *Journal of Child Psychology and Psychiatry*, 21(3), 221–229. doi: 10.1111/j.1469–7610. 1980. tb01797.x

[217] Kuwaik, G. A., Roberts, W., Zwaigenbaum, L., Bryson, S., Smith, I. M., Szatmari, P.,... Brian, J. (2012). Immunization uptake in younger siblings of children with autism spectrum disorder. *Autism*. doi: 10.1177/1362361312459111

[218] La Greca, A. M. (1999). *Social Anxiety Scales for Children and Adolescents: Manual and instructions for the SASC, SASC–R, SAS–A (adolescents), and parent versions of the scales.* Miami, FL: University of Miami.

[219] Lang, R., Rispoli, M., Machalicek, W., White, P. J., Kang, S., Pierce, N.,... Sigafoos, J. (2009). Treatment of elopement in individuals with developmental disabilities: A systematic review. *Research in Developmental Disabilities*, 30, 670–681.

doi: 10.1016/j.ridd.2008.11.003

[220] Larkin, A. S., & Gurry, S. (1998). Brief report: Progress reported in three children with autism using daily life therapy. Journal of Autism and Developmental Disorders, 28, 339–342. doi: 10.1023/A: 1026068821195 Laugeson, E. A., Frankel, F., Gantman, A., Dillon, A., & Mogil, C. (2012). Evidence–based social skills training for adolescents with autism spectrum disorders: The UCLA PEERS Program. *Journal of Autism and Developmental Disorders,* 42, 1025–1036. doi: 10.1007/ s10803–011–1339–1

[221] Laugeson, E. A., Frankel, F., Mogil, C., & Dillon, A. R. (2009). Parent–assisted social skills training to improve friendships in teens with autism spectrum disorders. *Journal of Autism and Developmental Disorders*, 39, 596–606. doi: 10.1007/ s10803–008–0664–5

[222] Lawton, K., & Kasari, C. (2012). Teacher–implemented joint attention intervention: Pilot randomized controlled study for preschoolers with autism. *Journal of Consulting and Clinical Psychology,* 80, 687–693. doi: 10.1037/a0028506

[223] Lecavalier, L., Leone, S., & Wiltz, J. (2006). The impact of behaviour problems on caregiver stress in young people with

autism spectrum disorders. *Journal of Intellectual Disability Research*, 50, 172–183. doi: 10.1111/j.1365–2788.2005.00732.x

[224] Ledford, J. R., & Gast, D. L. (2006). Feeding problems in children with autism spectrum disorders: A review. *Focus on Autism and Other Developmental Disabilities*, 21, 153–166. doi: 10.1177/10883576060210030401

[225] Leekam, S. R., Nieto, C., Libby, S. J., Wing, L., & Gould, J. (2007). Describing the sensory abnormalities of children and adults with autism. *Journal of Autism and Developmental Disorders*, 37, 894–910. doi: 10.1007/s10803–006–0218–7

[226] Leekam, S. R., Prior, M. R., & Uljarevic, M. (2011). Restricted and repetitive behaviors in autism spectrum disorders: A review of research in the last decade. *Psychological Bulletin*, 137, 562–593. doi: 10.1037/a0023341

[227] Lehmkuhl, H. D., Storch, E. A., Bodfish, J. W., & Geffken, G. R. (2008). Brief report: Exposure and response prevention for obsessive compulsive disorder in a 12–year–old with autism. *Journal of Autism and Developmental Disorders*, 38, 977–981. doi: 10.1007/s10803–007–0457–2

[228] Leiter, R. (2002). *Leiter International Performance Scale Revised* (*LIPS–R*). Los Angeles, CA: Western Psychological

Service.

[229] Lewkowicz, D. J., & Hansen–Tift, A. M. (2012). Infants deploy selective attention to the mouth of a talking face when learning speech. *Proceedings of the National Academy of Sciences.* doi: 10.1073/pnas.1114783109

[230] Leyfer, O. T., Folstein, S. E., Bacalman, S., Davis, N. O., Dinh, E., Morgan, J.,... Lainhart, J. E. (2006). Comorbid psychiatric disorders in children with autism: Interview development and rates of disorders. *Journal of Autism and Developmental Disorders*, 36, 849–861. doi: 10.1007/s10803–006–0123–0

[231] Li, X., Zou, H., & Brown, W. T. (2012). Genes associated with autism spectrum disorder. *Brain Research Bulletin*, 88, 543–552. doi: 10.1016/j.brain resbull.2012.05.017

[232] Lind, S. E., & Bowler, D. M. (2009). Delayed self–recognition in children with autism spectrum disorder. *Journal of Autism and Developmental Disorders*, 39, 643–650. doi: 10.1007/s10803–008–0670–7

[233] Lintas, C., & Persico, A. M. (2009). Autistic phenotypes and genetic testing: State–of–the–art for the clinical geneticist. *Journal of Medical Genetics*, 46(1), 1–8. doi: 10.1136/jmg.2008.060871

[234] Liu, K., & Bearman, P. S. (2012). Focal points, endogenous processes, and exogenous shocks in the autism epidemic. *Sociological Methods & Research.* doi: 10.1177/0049124112460369

[235] Lord, C., & Bishop, S. L. (2010). Autism spectrum disorders. Social Policy Report, 24(2), 3–21.

[236] Lord, C., & Jones, R. M. (2012). Annual research review: Re–thinking the classification of autism spectrum disorders. *Journal of Child Psychology and Psychiatry*, 53, 490–509. doi: 10.1111/j.1469–7610.2012.02547.x

[237] Lord, C., Luyster, R., Guthrie, W., & Pickles, A. (2012). Patterns of developmental trajectories in toddlers with autism spectrum disorder. *Journal of Consulting and Clinical Psychology,* 80, 477–489. doi: 10.1037/a0027214

[238] Lord, C., Petkova, E., Hus, V., Gan, W., Lu, F., Martin, D. M.,... Risi, S. (2012). A multisite study of the clinical diagnosis of different autism spectrum disorders. *Archives of General Psychiatry*, 69, 306–313. doi: 10.1001/archgenpsychiatry.2011.148

[239] Lord, C., Risi, S., Lambrecht, L., Cook, E. H., Leventhal, B. L., DiLavore, P. C.,... Rutter, M. (2000). The Autism Diagnostic

Observation Schedule– Generic: A standard measure of social and communication deficits associated with the spectrum of autism. *Journal of Autism and Developmental Disorders*, 30(3), 205–223. doi: 10.1023/A: 1005592401947

[240] Lovaas, O. I. (1987). Behavioral treatment and normal educational and intellectual functioning in young autistic children. *Journal of Consulting and Clinical Psychology,* 55, 3–9. doi: 10.1037/0022–006X.55.1.3

[241] Lovaas, O. I., & Smith, T. (1989). A comprehensive behavioral theory of autistic children: Paradigm for research and treatment. *Journal of Behavior Therapy and Experimental Psychiatry,* 20(1), 17–29. doi: 10.1016/0005– 7916(89)90004–9

[242] Lovell, B., Moss, M., & Wetherell, M. (2012). The psychosocial, endocrine and immune consequences of caring for a child with autism or ADHD. *Psychoneuro endocrinology*, 37, 534–542. doi: 10.1016/j.psyneuen.2011.08.003

[243] Luo, R., Sanders, S. J., Tian, Y., Voineagu, I., Huang, N., Chu, Su H.,... Geschwind, Daniel H. (2012). Genome–wide transcriptome profiling reveals the functional impact of rare de novo and recurrent CNVs in autism spectrum disorders. *American Journal of Human Genetics,* 91(1), 38–55. doi:

10.1016/ j.ajhg.2012.05.011

[244] Maglione, M. A., Gans, D., Das, L., Timbie, J., & Kasari, C. (2012). Nonmedical interventions for children with ASD: Recommended guidelines and further research needs. *Pediatrics,* 130(Suppl. 2), S169–S178. doi: 10.1542/ peds.2012- 0900O

[245] Mahler, M. (1952). On childhood psychosis and schizophrenia: Autistic and symbiotic infantile psychosis. *The Psychoanalytic Study of the Child*, 7, 286–305.

[246] Mahoney, G., & Perales, F. (2005). Relationship–focused early intervention with children with pervasive developmental disorders and other disabilities: A comparative study. *Journal of Developmental and Behavioral Pediatrics*, 26, 77–85. doi: 10.1097/00004703–200504000–00002

[247] Mandy, W. P., & Skuse, D. H. (2008). Research Review: What is the association between the social–communication element of autism and repetitive interests, behaviours and activities? *Journal of Child Psychology and Psychiatry*, 49, 795–808. doi: 10.1111/j.1469–7610.2008.01911.x

[248] March, J. S. (1999). *Multidimensional Anxiety Scale for Children manual.* North Tonawanda, NY: Multi–Health

Systems.

[249] Matson, J. L., & Fodstad, J. C. (2009). The treatment of food selectivity and other feeding problems in children with autism spectrum disorders. *Research in Autism Spectrum Disorders*, 3, 455–461. doi: 10.1016/j.rasd.2008.09.005

[250] Mayes, S. D., & Calhoun, S. L. (2007). Learning, attention, writing, and processing speed in typical children and children with ADHD, autism, anxiety, depression, and oppositional–defiant disorder. *Child Neuropsychology*, 13, 469–493. doi: 10.1080/09297040601112773

[251] Mayes, S. D., Calhoun, S. L., Mayes, R. D., & Molitoris, S. (2012). Autism and ADHD: Overlapping and discriminating symptoms. *Research in Autism Spectrum Disorders*, 6, 277–285. doi: 10.1016/j.rasd.2011.05.009

[252] Mayes, S. D., Calhoun, S. L., Murray, M. J., Ahuja, M., & Smith, L. A. (2011). Anxiety, depression, and irritability in children with autism relative to other neuropsychiatric disorders and typical development. *Research in Autism Spectrum Disorders*, 5, 474–485. doi: 10.1016/j.rasd.2010.06.012

[253] Mayes, S. D., Calhoun, S. L., Murray, M. J., & Zahid, J. (2011). Variables associated with anxiety and depression in

children with autism. *Journal of Developmental and Physical Disabilities,* 23, 325–337. doi: 10.1007/s10882–011–9231–7

[254] Mayes, S. D., Gorman, A. A., Hillwig–Garcia, J., & Syed, E. (2013). Suicide ideation and attempts in children with autism. *Research in Autism Spectrum Disorders*, 7, 109–119. doi: 10.1016/j.rasd.2012.07.009

[255] McCann, J., & Peppé, S. (2003). Prosody in autism spectrum disorders: A critical review. *International Journal of Language & Communication Disorders*, 38, 325–350. doi: 10.1080/1368282031000154204

[256] McConachie, H., Randle, V., Hammal, D., & Le Couteur, A. (2005). A controlled trial of a training course for parents of children with suspected autism spectrum disorder. *The Journal of Pediatrics*, 147, 335–340. doi: 10.1016/ j.jpeds.2005.03.056

[257] McDonald, M. E., Pace, D., Blue, E., & Schwartz, D. (2012). Critical issues in causation and treatment of autism: Why fads continue to flourish. *Child & Family Behavior Therapy,* 34, 290–304. doi: 10.1080/07317107.2012.732849

[258] McEachin, J., & Leaf, R. (1999). *A work in progress*: *The autism partnership curriculum for discrete trial teaching with autistic children.* New York, NY: DRL Books.

[259] McGee, G. G., Morrier, M. J., & Daly, T. (1999). An incidental teaching approach to early intervention for toddlers with autism. *Research and Practice for Persons with Severe Disabilities*, 24, 133–146. doi: 10.2511/rpsd.24.3.133

[260] McPartland, J. C., Reichow, B., & Volkmar, F. R. (2012). Sensitivity and specificity of proposed DSM–5 diagnostic criteria for autism spectrum disorder. *Journal of the American Academy of Child & Adolescent Psychiatry*, 51, 368–383. doi: 10.1016/j.jaac.2012.01.007

[261] Meirsschaut, M., Roeyers, H., & Warreyn, P. (2010). Parenting in families with a child with autism spectrum disorder and a typically developing child: Mothers' experiences and cognitions. *Research in Autism Spectrum Disorders*, 4, 661–669. doi: 10.1016/j.rasd.2010.01.002

[262] Meyer, D. J., & Vadasy, P. (1994). *Sibshops*: *Workshops for brothers and sisters of children with special needs*. Baltimore, MD: Brookes.

[263] Miller, J., Bilder, D., Farley, M., Coon, H., Pinborough–Zimmerman, J., Jenson, W.,... McMahon, W. (2013). Autism spectrum disorder reclassified: A second look at the 1980s Utah/UCLA Autism Epidemiologic Study. *Journal of Autism*

and Developmental Disorders, 43, 200–210. doi: 10.1007/ s10803–012–1566–0

[264] Minshew, N. J., & Keller, T. A. (2010). The nature of brain dysfunction in autism: Functional brain imaging studies. *Current Opinion in Neurology,* 23, 124–130. doi: 10.1097/ WCO.0b013e32833782d4

[265] Minshew, N. J., Scherf, K. S., Behrmann, M., & Humphreys, K. (2011). Autism as a developmental neurobiological disorder: New insights from functional imaging. In D. G. Amaral, G. Dawson, & D. Geschwind (Eds.), *Autism spectrum disorders* (pp. 632–650). New York, NY: Oxford University Press. doi: 10.1093/ med/9780195371826.003.0041

[266] Mirenda, P., & Iacono, T. (2009). *Autism spectrum disorders and AAC.* Baltimore, MD: Brookes.

[267] Morrissey–Kane, E., & Prinz, R. J. (1999). Engagement in child and adolescent treatment: The role of parental cognitions and attributions. *Clinical Child and Family Psychology Review,* 2, 183–198. doi: 10.1023/A: 1021807106455

[268] Mottron, L. (2011). Changing perceptions: The power of autism. *Nature*, 479, 33–35. doi: 10.1038/479033a

[269] Mullen, E. M. (1997). *Mullen scales of early learning.* Los

Angeles, CA: Western Psychological Services.

[270] Mundy, P., & Neal, A. R. (2000). Neural plasticity, joint attention, and a transactional social–orienting model of autism. *International Review of Research in Mental Retardation*, 23, 139–168

[271] Murray, D. S., Ruble, L. A., Willis, H., & Molloy, C. A. (2009). Parent and teacher report of social skills in children with autism spectrum disorders. *Language, Speech, and Hearing Services in Schools*, 40(2), 109–115. doi: 10.1044/0161–1461(2008/07–0089)

[272] National Professional Development Center on Autism Spectrum Disorders. (2011). *Overlap between evidence–based practices identified by the National Professional Development Center on Autism Spectrum disorders and the National Standards Project.* Frank Porter Graham Child Development Institute, University of North Carolina at Chapel Hill.

[273] National Research Council, Committee on Educational Interventions for Children With Autism. (2001). *Educating children with autism.* Washington, DC: National Academy Press.

[274] Neale, B. M., Kou, Y., Liu, L., Ma'ayan, A., Samocha, K. E.,

Sabo, A.,... Makarov, V. (2012). Patterns and rates of exonic de novo mutations in autism spectrum disorders. *Nature*, 485, 242–245. doi: 10.1038/nature11011

[275] Neul, J. L., Kaufmann, W. E., Glaze, D. G., Christodoulou, J., Clarke, A. J., Bahi–Buisson, N.,... Zappella, M. (2010). Rett syndrome: Revised diagnostic criteria and nomenclature. *Annals of Neurology*, 68, 944–950. doi: 10.1002/ ana.22124

[276] Newman, S. S., & Ghaziuddin, M. (2008). Violent crime in Asperger syndrome: The role of psychiatric comorbidity. *Journal of Autism and Developmental Disorders*, 38, 1848–1852. doi: 10.1007/s10803–008–0580–8

[277] Nikopoulos, C. K., & Keenan, M. (2004). Effects of video modeling on social initiations by children with autism. *Journal of Applied Behavior Analysis*, 37, 93–96. doi: 10.1901/ jaba.2004.37–93

[278] Odom, S. L., Boyd, B. A., Hall, L. J., & Hume, K. (2010). Evaluation of comprehensive treatment models for individuals with autism spectrum disorders. *Journal of Autism and Developmental Disorders*, 40, 425–436. doi: 10.1007/ s10803–009–0825–1

[279] Odom, S. L., Collet–Klingenberg, L., Rogers, S. J., & Hatton,

D. D. (2010). Evidence–based practices in interventions for children and youth with autism spectrum disorders. *Preventing School Failure: Alternative Education for Children and Youth*, 54, 275–282. doi: 10.1080/10459881003785506

[280] O'Neill, R. E., Horner, R. H., Albin, R. W., Storey, K., & Sprague, J. R. (1990). *Functional analysis: A practical assessment guide.* Sycamore, IL: Sycamore.

[281] Oppenheim–Leaf, M. L., Leaf, J. B., Dozier, C., Sheldon, J. B., & Sherman, J. A. (2012). Teaching typically developing children to promote social play with their siblings with autism. *Research in Autism Spectrum Disorders*, 6, 777–791. doi: 10.1016/j.rasd.2011.10.010

[282] Orsmond, G. I., Krauss, M., & Seltzer, M. M. (2004). Peer relationships and social and recreational activities among adolescents and adults with autism. *Journal of Autism and Developmental Disorders*, 34, 245–256. doi: 10.1023/ B: JADD.0000029547.96610.df

[283] Owens, J. A., Spirito, A., & McGuinn, M. (2000). The Children's Sleep Habits Questionnaire (CSHQ): Psychometric properties of a survey instrument for school–aged children. *Sleep*, 23, 1043–1052.

[284] Ozonoff, S., & Cathcart, K. (1998). Effectiveness of a home program intervention for young children with autism. *Journal of Autism and Developmental Disorders*, 28, 25–32. doi: 10.1023/A: 1026006818310

[285] Ozonoff, S., Heung, K., Byrd, R., Hansen, R., & Hertz–Picciotto, I. (2008). The onset of autism: Patterns of symptom emergence in the first years of life. *Autism Research*, 1, 320–328. doi: 10.1002/aur.53

[286] Ozonoff, S., Iosif, A. M., Baguio, F., Cook, I. C., Hill, M. M., Hutman, T.,... Sigman, M. (2010). A prospective study of the emergence of early behavioral signs of autism. *Journal of the American Academy of Child & Adolescent Psychiatry*, 49, 256–266.

[287] Ozonoff, S., & Miller, J. (1995). Teaching theory of mind: A new approach to social skills training for individuals with autism. *Journal of Autism and Developmental Disorders*, 25, 415–433. doi: 10.1007/BF02179376

[288] Ozonoff, S., Young, G. S., Carter, A., Messinger, D., Yirmiya, N., Zwaigenbaum, L.,... Stone, W. L. (2011). Recurrence risk for autism spectrum disorders: A Baby Siblings Research Consortium study. *Pediatrics*, 128, e488–e495. doi: 10.1542/

peds.2010–2825

[289] Paclawskyj, T. R., Matson, J. L., Rush, K. S., Smalls, Y., & Vollmer, T. R. (2000). Questions about behavioral function (QABF): A behavioral checklist for functional assessment of aberrant behavior. *Research in Developmental Disabilities*, 21, 223–229. doi: 10.1016/S0891–4222(00)00036–6

[290] Panerai, S., Ferrante, L., & Zingale, M. (2002). Benefits of the treatment and education of autistic and communication handicapped children (TEACCH) programme as compared with a non–specific approach. *Journal of Intellectual Disability Research*, 46, 318–327. doi: 10.1046/j.1365–2788.2002.00388.x

[291] Parner, E. T., Baron–Cohen, S., Lauritsen, M. B., Jørgensen, M., Schieve, L. A., Yeargin–Allsopp, M., & Obel, C. (2012). Parental age and autism spectrum disorders. *Annals of Epidemiology*, 22, 143–150. doi: 10.1016/j.annepidem.2011.12.006

[292] Patterson, S. Y., Smith, V., & Mirenda, P. (2012). A systematic review of training programs for parents of children with autism spectrum disorders: Single subject contributions. *Autism*, 16, 498–522. doi: 10.1177/1362361311413398

[293] Paul, R., Augustyn, A., Klin, A., & Volkmar, F. R. (2005).

Perception and production of prosody by speakers with autism spectrum disorders. *Journal of Autism and Developmental Disorders*, 35, 205–220. doi: 10.1007/s10803–004–1999–1

[294] Pellicano, E., Maybery, M., Durkin, K., & Maley, A. (2006). Multiple cognitive capabilities/deficits in children with an autism spectrum disorder: “Weak” central coherence and its relationship to theory of mind and executive control. *Development and Psychopathology*, 18(1), 77–98. doi: 10.1017/ S0954579406060056

[295] Pellicano, E., & Stears, M. (2011). Bridging autism, science and society: Moving toward an ethically informed approach to autism research. *Autism Research*, 4, 271–282. doi: 10.1002/ aur.201

[296] Persico, A. M., & Bourgeron, T. (2006). Searching for ways out of the autism maze: Genetic, epigenetic and environmental clues. *Trends in Neurosciences*, 29, 349–358. doi: 10.1016/ j.tins.2006.05.010

[297] Peters–Scheffer, N., Didden, R., Korzilius, H., & Sturmey, P. (2011). A metaanalytic study on the effectiveness of comprehensive ABA–based early intervention programs for children with autism spectrum disorders. *Research in*

Autism Spectrum Disorders, 5(1), 60–69. doi: 10.1016/j.rasd.2010.03.011

[298] Pfiffner, L. J., Kaiser, N. M., Burner, C., Zalecki, C., Rooney, M., Setty, P., & McBurnett, K. (2011). From clinic to school: Translating a collaborative school–home behavioral intervention for ADHD. *School Mental Health*, 3, 127–142. doi: 10.1007/s12310–011–9059–4

[299] Pilowsky, T., Yirmiya, N., Doppelt, O., Gross–Tsur, V., & Shalev, R. S. (2004). Social and emotional adjustment of siblings of children with autism. *Journal of Child Psychology and Psychiatry*, 45, 855–865. doi: 10.1111/j. 1469–7610.2004.00277.x

[300] Plaisted, K., O'Riordan, M., & Baron–Cohen, S. (1998). Enhanced visual search for a conjunctive target in autism: A research note. *Journal of Child Psychology and Psychiatry*, 39, 777–783. doi: 10.1017/S0021963098002613

[301] Plotkin, S., Gerber, J. S., & Offit, P. A. (2009). Vaccines and autism: A tale of shifting hypotheses. *Clinical Infectious Diseases*, 48, 456–461. doi: 10.1086/596476

[302] Poon, K. K., Watson, L., Baranek, G., & Poe, M. (2012). To what extent do joint attention, imitation, and object

play behaviors in infancy predict later communication and intellectual functioning in ASD? *Journal of Autism and Developmental Disorders*, 42, 1064–1074. doi: 10.1007/s10803–011–1349–z

[303] Post, M., Haymes, L., Storey, K., Loughrey, T., & Campbell, C. (2012). Understanding stalking behaviors by individuals with autism spectrum disorders and recommended prevention strategies for school settings. *Journal of Autism and Developmental Disorders*, 1–9. doi: 10.1007/s10803–012–1712–8

[304] Pringle, B. A., Colpe, L. J., Blumberg, S. J., Avila, R. M., & Kogan, M. D. (2012). *Diagnostic history and treatment of school–aged children with autism spectrum disorder and special health care needs* (*NCHS Data Brief No. 97*). Hyattsville, MD: National Center for Health Statistics.

[305] Prizant, B., Wetherby, A., Rubin, E., Laurent, A., & Rydell, P. (2006). *The SCERTS model*: *A comprehensive educational approach for children with autism spectrum disorders.* Baltimore, MD: Brookes.

[306] Rao, P. A., Beidel, D., & Murray, M. (2008). Social skills interventions for children with Asperger's syndrome or high–

functioning autism: A review and recommendations. *Journal of Autism and Developmental Disorders*, 38, 353–361. doi: 10.1007/s10803-007-0402-4

[307] Rao, P. A., & Beidel, D. C. (2009). The impact of children with high-functioning autism on parental stress, sibling adjustment, and family functioning. *Behavior Modification*, 33, 437–451. doi: 10.1177/0145445509336427

[308] Reaven, J. A., Blakeley-Smith, A., Culhane-Shelburne, K., & Hepburn, S. (2012). Group cognitive behavior therapy for children with high-functioning autism spectrum disorders and anxiety: A randomized trial. *Journal of Child Psychology and Psychiatry*, 53, 410–419. doi: 10.1111/j.1469-7610.2011.02486.x

[309] Reaven, J. A., Blakeley-Smith, A., Nichols, S., & Hepburn, S. (2011). *Facing your fears: Group therapy for managing anxiety in children with high-functioning autism spectrum disorders (facilitator's manual)*. Baltimore, MD: Brookes.

[310] Reaven, J. A., & Hepburn, S. (2003). Cognitive–behavioral treatment of obsessive–compulsive disorder in a child with Asperger syndrome: A case report. *Autism,* 7, 145–164. doi: 10.1177/1362361303007002003

[311] Reaven, J. A., & Hepburn, S. (2006). The parent's role in the treatment of anxiety symptoms in children with high–functioning autism spectrum disorders. *Mental Health Aspects of Developmental Disabilities*. 9(3), 73–81.

[312] Reichenberg, A., Gross, R., Weiser, M., Bresnahan, M., Silverman, J., Harlap, S.,... Lubin, G. (2006). Advancing paternal age and autism. *Archives of General Psychiatry*, 63, 1026–1032. doi: 10.1001/archpsyc.63.9.1026

[313] Reichow, B., & Wolery, M. (2009). Comprehensive synthesis of early intensive behavioral interventions for young children with autism based on the UCLA young autism project model. *Journal of Autism and Developmental Disorders,* 39, 23–41. doi: 10.1007/s10803–008–0596–0

[314] Remington, A., Campbell, R., & Swettenham, J. (2012). Attentional status of faces for people with autism spectrum disorder. *Autism*, 16, 59–73. doi: 10.1177/ 1362361311409257

[315] Research Units on Pediatric Psychopharmacology (RUPP) Autism Network. (2005). Randomized, controlled, crossover trial of methylphenidate in pervasive developmental disorders with hyperactivity. *Archives of General Psychiatry*, 62, 1266–1274. doi: 10.1001/archpsyc.62.11.1266

[316] Reynolds, C. R., & Kamphaus, R. W. (1998). *Behavior assessment system for children.* Circle Pines, MN: American Guidance Service.

[317] Richdale, A. L., & Schreck, K. A. (2009). Sleep problems in autism spectrum disorders: Prevalence, nature, & possible biopsychosocial aetiologies. *Sleep Medicine Reviews*, 13, 403–411. doi: 10.1016/j.smrv.2009.02.003

[318] Robins, D. L., Fein, D., Barton, M. L., & Green, J. A. (2001). The Modified Checklist for Autism in Toddlers: An initial study investigating the early detection of autism and pervasive developmental disorders. *Journal of Autism and Developmental Disorders*, 31, 131–144. doi: 10.1023/A: 1010738829569

[319] Rogers, S. J., Hayden, D., Hepburn, S., Charlifue–Smith, R., Hall, T., & Hayes, A. (2006). Teaching young nonverbal children with autism useful speech: A pilot study of the Denver model and PROMPT interventions. *Journal of Autism and Developmental Disorders*, 36, 1007–1024. doi: 10.1007/s10803–006–0142–x

[320] Rogers, S. J., & Vismara, L. A. (2008). Evidence–based comprehensive treatments for early autism. *Journal of Clinical Child and Adolescent Psychology*, 37, 8–38. doi:

10.1080/15374410701817808

[321] Roid, G. H. (2003). *Stanford–Binet Intelligence Scales, Fifth edition* (*SB5*). Rolling Meadows, IL: Riverside.

[322] Rojahn, J., Matson, J. L., Lott, D., Esbensen, A. J., & Smalls, Y. (2001). The Behavior Problems Inventory: An instrument for the assessment of self–injury, stereotyped behavior, and aggression/destruction in individuals with developmental disabilities. *Journal of Autism and Developmental Disorders*, 31, 577–588. doi: 10.1023/A: 1013299028321

[323] Ross, C. A., & Tabrizi, S. J. (2011). Huntington's disease: From molecular pathogenesis to clinical treatment. *The Lancet Neurology*, 10, 83–98. doi: 10.1016/ S1474–4422(10)70245–3

[324] Rozga, A., Hutman, T., Young, G., Rogers, S., Ozonoff, S., Dapretto, M., & Sigman, M. (2011). Behavioral profiles of affected and unaffected siblings of children with autism: Contribution of measures of mother–infant interaction and nonverbal communication. *Journal of Autism and Developmental Disorders*, 41, 287–301. doi: 10.1007/s10803–010–1051–6

[325] Rutter, M. (2011a). Progress in understanding autism: 2007–2010. *Journal of Autism and Developmental Disorders*, 41,

395–404. doi: 10.1007/s10803–011–1184–2

[326] Rutter, M. (2011b). Research review: Child psychiatric diagnosis and classification: Concepts, findings, challenges and potential. *Journal of Child Psychology and Psychiatry*, 52, 647–660. doi: 10.1111/j.1469–7610.2011.02367.x

[327] Rutter, M., Bailey, A., Bolton, P., & Couteur, A. (1994). Autism and known medical conditions: Myth and substance. *Journal of Child Psychology and Psychiatry,* 35, 311–322. doi: 10.1111/ j.1469–7610.1994.tb01164.x

[328] Rutter, M., Bailey, A., & Lord, C. (2003). The Social Communication Questionnaire: Manual. Los Angeles, CA: Western Psychological Services. Rutter, M., Le Couteur, A., & Lord, C. (2003). *Autism Diagnostic Interview– Revised.* Los Angeles, CA: Western Psychological Services.

[329] Ryan, S., & Cole, K. R. (2009). From advocate to activist? Mapping the experiences of mothers of children on the autism spectrum. *Journal of Applied Research in Intellectual Disabilities*, 22(1), 43–53. doi: 10.1111/j.1468–3148. 2008.00438.x

[330] Sanders, S. J., Murtha, M. T., Gupta, A. R., Murdoch, J. D., Raubeson, M. J., Willsey, A. J.,... State, M. W. (2012). De novo

mutations revealed by wholeexome sequencing are strongly associated with autism. *Nature*, 485, 237–241.

[331] Sandler, A. (2005). Placebo effects in developmental disabilities: Implications for research and practice. *Mental Retardation and Developmental Disabilities Research Reviews*, 11, 164–170. doi: 10.1002/mrdd.20065

[332] Scheeren, A. M., de Rosnay, M., Koot, H. M., & Begeer, S. (2013). Rethinking theory of mind in high–functioning autism spectrum disorder. *Journal of Child Psychology and Psychiatry*, 54, 628–635.

[333] Schietecatte, I., Roeyers, H., & Warreyn, P. (2012). Exploring the nature of joint attention impairments in young children with autism spectrum disorder: Associated social and cognitive skills. *Journal of Autism and Developmental Disorders*, 42, 1–12. doi: 10.1007/s10803–011–1209–x

[334] Schopler, E., Reichler, R. J., & Renner, B. R. (1986). *The Childhood Autism Rating Scale (CARS): For diagnostic screening and classification of autism*: New York, NY: Irvington.

[335] Schreck, K. A. (2001). Behavioral treatments for sleep problems in autism: Empirically supported or just universally

accepted? *Behavioral Interventions*, 16, 265–278. doi: 10.1002/bin.98

[336] Schultz, T. R., Schmidt, C. T., & Stichter, J. P. (2011). A review of parent education programs for parents of children with autism spectrum disorders. *Focus on Autism and Other Developmental Disabilities*, 26, 96–104. doi: 10.1177/1088357610397346

[337] Schumann, C. M., & Amaral, D. G. (2006). Stereological analysis of amygdala neuron number in autism. *The Journal of Neuroscience*, 26, 7674–7679. doi: 10.1523/JNEUROSCI.1285–06.2006

[338] Schwarz, S. M. (2003). Feeding disorders in children with developmental disabilities. *Infants and Young Children*, 16, 317–330. doi: 10.1097/00001163- 200310000–00005

[339] Scott, F. J., Baron–Cohen, S., Bolton, P., & Brayne, C. (2002). The CAST (Childhood Asperger Syndrome Test): Preliminary development of a UK screen for mainstream primary–school–age children. *Autism*, 6, 9–31. doi: 10.1177/1362361302006001003

[340] Sebat, J., Lakshmi, B., Malhotra, D., Troge, J., Lese–Martin, C., Walsh, T.,... Kendall, J. (2007). Strong association of de novo

copy number mutations with autism. *Science*, 316, 445–449. doi: 10.1126/science.1138659

[341] Segal, Z. V., Williams, J. M. G., & Teasdale, J. D. (2012). *Mindfulness–based cognitive therapy for depression*. New York, NY: Guilford Press.

[342] Seidman, I., Yirmiya, N., Milshtein, S., Ebstein, R., & Levi, S. (2012). The Broad Autism Phenotype Questionnaire: Mothers versus fathers of children with an autism spectrum disorder. *Journal of Autism and Developmental Disorders,* 42, 837–846. doi: 10.1007/s10803–011–1315–9

[343] Seligman, M. E. (1998). *Learned optimism*: *How to change your mind and your life*. New York, NY: Pocket Books.

[344] Seligman, M. E., Abramson, L. Y., Semmel, A., & Von Baeyer, C. (1979). Depressive attributional style. *Journal of Abnormal Psychology*, 88, 242–247. doi: 10.1037/0021–843X.88.3.242

[345] Seltzer, M. M., Greenberg, J. S., Hong, J., Smith, L. E., Almeida, D. M., Coe, C., & Stawski, R. S. (2010). Maternal cortisol levels and behavior problems in adolescents and adults with ASD. *Journal of Autism and Developmental Disorders*, 40, 457–469. doi: 10.1007/s10803–009–0887–0

[346] Sharma, S., Woolfson, L. M., & Hunter, S. C. (2012).

Confusion and inconsistency in diagnosis of Asperger syndrome: A review of studies from 1981 to 2010. *Autism*, 16, 465–486. doi: 10.1177/1362361311411935

[347] Sharp, W. G., Berry, R. C., McCracken, C., Nuhu, N. N., Marvel, E., Saulnier, C. A.,... Jaquess, D. L. (2013). Feeding problems and nutrient intake in children with autism spectrum disorders: A meta–analysis and comprehensive review of the literature. Journal of Autism and Developmental Disorders. *Advance online publication*. doi: 10.1007/s10803–013–1771–5

[348] Shelton, J. F., Hertz–Picciotto, I., & Pessah, I. N. (2012). Tipping the balance of autism risk: Potential mechanisms linking pesticides and autism. *Environmental Health Perspectives*, 120, 944–951. doi: 10.1289/ehp.1104553

[349] Shen, Y., Dies, K. A., Holm, I. A., Bridgemohan, C., Sobeih, M. M., Caronna, E. B.,... Miller, D. T. (2010). Clinical genetic testing for patients with autism spectrum disorders. *Pediatrics*, 125, e727–e735. doi: 10.1542/peds.2009–1684

[350] Shriberg, L. D., Paul, R., McSweeny, J. L., Klin, A., Cohen, D. J., & Volkmar, F. R. (2001). Speech and prosody characteristics of adolescents and adults with high–functioning autism and Asperger syndrome. *Journal of Speech, Language, and*

Hearing Research, 44, 1097–1115. doi: 10.1044/1092-4388(2001/087)

[351] Siegel, M., & Beaulieu, A. A. (2012). Psychotropic medications in children with autism spectrum disorders: A systematic review and synthesis for evidence based practice. *Journal of Autism and Developmental Disorders*, 42, 1592–1605.

[352] Silverman, J. M., Smith, C. J., Schmeidler, J., Hollander, E., Lawlor, B. A., Fitzgerald, M.,... Galvin, P. (2002). Symptom domains in autism and related conditions: Evidence for familiality. *American Journal of Medical Genetics*, 114(1), 64–73. doi: 10.1002/ajmg.10048

[353] Simpson, R. L., de Boer-Ott, S. R., & Smith-Myles, B. (2003). Inclusion of learners with autism spectrum disorders in general education settings. *Topics in Language Disorders*, 23, 116–133. doi: 10.1097/00011363-200304000-00005

[354] Singer, J. (1999). "Why can't you be normal for once in your life?" From a "problem with no name" to the emergence of a new category of difference. In M. Corker & S. French (Eds.), *Disability discourse* (pp. 59–67). Buckingham, England: Open University Press.

[355] Sivertsen, B., Posserud, M.-B., Gillberg, C., Lundervold, A. J., &

Hysing, M. (2012). Sleep problems in children with autism spectrum problems: A longitudinal population–based study. *Autism*, 16, 139–150. doi: 10.1177/1362361311404255

[356] Smith, L. E., Hong, J., Seltzer, M. M., Greenberg, J., Almeida, D., & Bishop, S. (2010). Daily experiences among mothers of adolescents and adults with autism spectrum disorder. Journal of Autism and Developmental Disorders, 40, 167–178. doi: 10.1007/s10803–009–0844–y

[357] Smith, T. (2001). Discrete trial training in the treatment of autism. *Focus on Autism and Other Developmental Disabilities*, 16, 86–92. doi: 10.1177/108835760101600204

[358] Solish, A., & Perry, A. (2008). Parents' involvement in their children's behavioral intervention programs: Parent and therapist perspectives. *Research in Autism Spectrum Disorders*, 2, 728–738. doi: 10.1016/j.rasd.2008.03.001

[359] Sparrow, S., Cicchetti, D., & Balla, D. (2005). *Vineland–II. Vineland Adaptive Behavior Scales.* Survey forms manual. Minneapolis, MN: NCS Pearson.

[360] Spratt, E. G., Nicholas, J., Brady, K., Carpenter, L., Hatcher, C., Meekins, K.,... Charles, J. (2012). Enhanced cortisol response to stress in children in autism. *Journal of Autism and*

Developmental Disorders, 42, 75–81. doi: 10.1007/ s10803-011-1214-0

[361] Stahmer, A. C., & Ingersoll, B. (2004). Inclusive programming for toddlers with autism spectrum disorders: Outcomes from the Children's Toddler School. *Journal of Positive Behavior Interventions*, 6, 67–82. doi: 10.1177/1098300704 0060020201

[362] Staples, A. D., & Bates, J. E. (2011). Children's sleep deficits and cognitive and behavioral adjustment. In M. El-Sheikh (Ed.), *Sleep and development: Familial and socio-cultural considerations* (pp. 133–164). New York, NY: Oxford University Press.

[363] Steed, E. A., & Durand, V. M. (2013). Optimistic teaching: Improving the capacity for teachers to reduce young children's challenging behavior. *School Mental Health*, 5, 15–24. doi: 10.1007/s12310-012-9084-y

[364] Stehr-Green, P., Tull, P., Stellfeld, M., Mortenson, P. B., & Simpson, D. (2003). Autism and thimerosal-containing vaccines: Lack of consistent evidence for an association. *American Journal of Preventive Medicine*, 25, 101–106. doi: 10.1016/ S0749-3797(3)00113-2

[365] Steiner, A., Goldsmith, T., Snow, A., & Chawarska, K. (2012).

Practitioner's guide to assessment of autism spectrum disorders in infants and toddlers. *Journal of Autism and Developmental Disorders,* 42, 1183–1196. doi: 10.1007/s10803- 011–1376–9

[366] Stokes, M., & Newton, N. (2004). Autism spectrum disorders and stalking. *Autism*, 8, 337–339.

[367] Stokes, M., Newton, N., & Kaur, A. (2007). Stalking, and social and romantic functioning among adolescents and adults with autism spectrum disorder. *Journal of Autism and Developmental Disorders*, 37, 1969–1986. doi: 10.1007/ s10803–006–0344–2

[368] Stone, W. L., Coonrod, E., & Ousley, O. (2000). Brief report: Screening Tool for Autism in Two–Year–Olds (STAT): Development and preliminary data. *Journal of Autism and Developmental Disorders*, 30, 607–612. doi: 10.1023/A: 1005647629002

[369] Stone, W. L., Ruble, L., Coonrod, E., Hepburn, S., & Pennington, M. (2003). *TRIAD social skills assessment manual.* Nashville, TN: Medical Center South.

[370] Swartz, J. R., Wiggins, J. L., Carrasco, M., Lord, C., & Monk, C. S. (2013). Amygdala habituation and prefrontal functional connectivity in youth with autism spectrum disorders. *Journal*

of the American Academy of Child & Adolescent Psychiatry, 52(1), 84–93. doi: 10.1016/j.jaac.2012.10.012

[371] Szatmari, P. (2011). Is autism, at least in part, a disorder of fetal programming? *Archives of General Psychiatry*, 68, 1091–1092. doi: 10.1001/archgenpsychiatry. 2011.99

[372] Szatmari, P., & McConnell, B. (2011). Anxiety and mood disorders in individuals with autism spectrum disorder. In D. G. Amaral, G. Dawson, & D. Geschwind (Eds.), *Autism spectrum disorders* (pp. 330–338). New York, NY: Oxford University Press. doi: 10.1093/med/9780195371826.003.0023

[373] Tansey, K. E., Brookes, K. J., Hill, M. J., Cochrane, L. E., Gill, M., Skuse, D.,... Anney, R. J. L. (2010). Oxytocin receptor (OXTR) does not play a major role in the aetiology of autism: Genetic and molecular studies. *Neuroscience Letters*, 474, 163–167. doi: 10.1016/j.neulet.2010.03.035

[374] Taylor, B. P., & Hollander, E. (2011). Comorbid obsessive–compulsive disorders. In D. G. Amaral, G. Dawson, & D. Geschwind (Eds.), *Autism spectrum disorders* (pp. 270–284). New York, NY: Oxford University Press. doi: 10.1093/ med/9780195371826.003.0019

[375] Test, D. W., Richter, S., Knight, V., & Spooner, F. (2011).

A comprehensive review and meta–analysis of the social stories literature. *Focus on Autism and Other Developmental Disabilities*, 26(1), 49–62. doi: 10.1177/1088357609351573

[376] Thomeer, M. L., Lopata, C., Volker, M. A., Toomey, J. A., Lee, G. K., Smerbeck, A. M.,... Smith, R. A. (2012). Randomized clinical trial replication of a psychosocial treatment for children with high–functioning autism spectrum disorders. *Psychology in the Schools*, 49, 942–954. doi: 10.1002/ pits.21647

[377] Thompson, J. R., Bradley, V. J., Buntinx, W. H. E., Schalock, R. L., Shogren, K. A., Snell, M. E.,... Yeager, M. H. (2009). Conceptualizing supports and the support needs of people with intellectual disability. *Intellectual and Developmental Disabilities*, 47, 135–146. doi: 10.1352/1934–9556–47.2.135

[378] Tinbergen, E. A., & Tinbergen, N. (1972). Early childhood autism: An ethological approach. Berlin, Germany: Parey. Tincani, M., & Devis, K. (2011). Quantitative synthesis and component analysis of single–participant studies on the Picture Exchange Communication System. *Remedial and Special Education*, 32, 458–470. doi: 10.1177/ 0741932510362494

[379] Tsao, L.–L., Davenport, R., & Schmiege, C. (2012). Supporting siblings of children with autism spectrum disorders. *Early*

Childhood Education Journal, 40(1), 47–54. doi: 10.1007/s10643–011–0488–3

[380] Tuchman, R. (2011). Epilepsy and encephalography in autism spectrum disorders. In D. G. Amaral, G. Dawson, & D. Geschwind (Eds.), *Autism spectrum disorders* (pp. 381–394). New York, NY: Oxford University Press. doi: 10.1093/med/9780195371826.003.0026

[381] Turnbull, A., & Turnbull, R. (2011). Right science and right results: Lifestyle change, PBS, and human dignity. *Journal of Positive Behavior Interventions*, 13(2), 69–77. doi: 10.1177/1098300710385347

[382] van den Heuvel, O. A., Veltman, D. J., Groenewegen, H. J., Dolan, R. J., Cath, D. C., Boellaard, R.,... van Dyck, R. (2004). Amygdala activity in obsessive–compulsive disorder with contamination fear: A study with oxygen–15 water positron emission tomography. *Psychiatry Research*: *Neuroimaging*, 132, 225–237. doi: 10.1016/j.pscychresns.2004.06.007

[383] van der Meer, L., Sutherland, D., O'Reilly, M. F., Lancioni, G. E., & Sigafoos, J. (2012). A further comparison of manual signing, picture exchange, and speech–generating devices as communication modes for children with autism spectrum

disorders. *Research in Autism Spectrum Disorders*, 6, 1247–1257. doi: 10.1016/j.rasd.2012.04.005

[384] Van Roekel, E., Scholte, R. H. J., & Didden, R. (2010). Bullying among adolescents with autism spectrum disorders: Prevalence and perception. *Journal of Autism and Developmental Disorders*, 40, 63–73. doi: 10.1007/s10803–009–0832–2

[385] Volk, H. E., Lurmann, F., Penfold, B., Hertz–Picciotto, I., & McConnell, R. (2013). Traffic–related air pollution, particulate matter, and autism. *JAMA Psychiatry*, 70, 71–77. doi: 10.1001/jamapsychiatry.2013.266

[386] Volkmar, F. R. (1992). Childhood disintegrative disorder: Issues for DSM–Ⅳ. *Journal of Autism and Developmental Disorders*, 22, 625–642. doi: 10.1007/ BF01046331

[387] Volkmar, F. R., Klin, A., Schultz, R. T., & State, M. W. (2009). Pervasive developmental disorders. In B. J. Sadock, V. A. Sadock, & P. Ruiz (Eds.), *Kaplan & Sadock's comprehensive textbook of psychiatry* (9th ed., Vol. Ⅱ, pp. 3540–3559). Philadelphia, PA: Lippincott Williams & Wilkins.

[388] Volpe, R. J., Young, G. I., Piana, M. G., & Zaslofsky, A. F. (2012). Integrating classwide early literacy intervention

and behavioral supports a pilot investigation. *Journal of Positive Behavior Interventions*, 14(1), 56–64. doi: 10.1177/1098300711402591

[389] Voos, A. C., Pelphrey, K., Tirrell, J., Bolling, D., Wyk, B., Kaiser, M.,... Ventola, P. (2013). Neural mechanisms of improvements in social motivation after pivotal response treatment: Two case studies. *Journal of Autism and Developmental Disorders*, 43, 1–10. doi: 10.1007/s10803-012-1683-9

[390] Vriend, J. L., Corkum, P. V., Moon, E. C., & Smith, I. M. (2011). Behavioral interventions for sleep problems in children with autism spectrum disorders: Current findings and future directions. *Journal of Pediatric Psychology*, 36, 1017–1029. doi: 10.1093/jpepsy/jsr044

[391] Wakefield, A. J., Murch, S. H., Anthony, A., Linnell, J., Casson, D. M., Malik, M.,... Walker-Smith, J. A. (1998). RETRACTED: Ileal-lymphoid-nodular hyperplasia, non-specific colitis, and pervasive developmental disorder in children. *Lancet*, 351, 637–641. doi: 10.1016/S0140-6736(97)11096-0

[392] Walton, K. M., & Ingersoll, B. R. (2012). Evaluation of a

sibling–mediated imitation intervention for young children with autism. *Journal of Positive Behavior Interventions*, 14, 241–253. doi: 10.1177/1098300712437044

[393] Wang, L. W., Tancredi, D. J., & Thomas, D. W. (2011). The prevalence of gastrointestinal problems in children across the United States with autism spectrum disorders from families with multiple affected members. *Journal of Developmental and Behavioral Pediatrics*, 32, 351–360. doi: 10.1097/DBP.0b013e31821bd06a

[394] Wapner, R. (2012). A multicenter, prospective, masked comparison of chromosomal microarray with standard karyotyping for routine and high risk prenatal diagnosis. *American Journal of Obstetrics and Gynecology*, 206(1, Suppl.), S2. doi: 10.1016/j.ajog.2011.10.027

[395] Warren, Z., McPheeters, M. L., Sathe, N., Foss–Feig, J. H., Glasser, A., & VeenstraVanderWeele, J. (2011). A systematic review of early intensive intervention for autism spectrum disorders. *Pediatrics*, 127, e1303–e1311. doi: 10.1542/peds.2011–0426

[396] Warren, Z., & Stone, W. L. (2011). Best practices: Early diagnosis and psychological assessment. In D. G. Amaral, G.

Dawson, & D. Geschwind (Eds.), *Autism spectrum disorders* (pp. 1271–1282). New York, NY: Oxford University Press. doi: 10.1093/med/9780195371826.003.0082

[397] Wechsler, D. (2002). *Wechsler Preschool and Primary Scale of Intelligence* (*3rd ed.*). San Antonio, TX: Harcourt Assessment.

[398] Wechsler, D. (2003). *Wechsler Intelligence Scale for Children* (*4th ed.*). San Antonio, TX: Psychological Corporation.

[399] Wechsler, D. (2008). *Wechsler Adult Intelligence Scale* (*4th ed.*). San Antonio, TX: Harcourt Assessment.

[400] Wegner, J. R. (2012). Augmentative and alternative communication strategies: Manual signs, picture communication, and speech–generating devices. In P. A. Prelock & R. J. McCauley (Eds.), *Treatment of autism spectrum disorders*: *Evidence based–intervention strategies for communication and social interactions* (pp. 27–48). Baltimore, MD: Brookes.

[401] Wermter, A.–K., Kamp–Becker, I., Hesse, P., Schulte–Körne, G., Strauch, K., & Remschmidt, H. (2010). Evidence for the involvement of genetic variation in the oxytocin receptor gene (OXTR) in the etiology of autistic disorders on high–functioning level. *American Journal of Medical Genetics Part*

B: *Neuropsychiatric Genetics,* 153B(2), 629–639. doi: 10.1002/ajmg.b.31032

[402] Wetherby, A. M., Brosnan–Maddox, S., Peace, V., & Newton, L. (2008). Validation of the Infant–Toddler Checklist as a broadband screener for autism spectrum disorders from 9 to 24 months of age. *Autism*, 12, 487–511. doi: 10.1177/1362361308094501

[403] Wetherby, A. M., & Prizant, B. M. (2002). *Communication and Symbolic Behavior Scales*: *Developmental profile*. Baltimore, MD: Brookes.

[404] Whalen, C., & Schreibman, L. (2003). Joint attention training for children with autism using behavior modification procedures. *Journal of Child Psychology and Psychiatry,* 44, 456–468. doi: 10.1111/1469–7610.00135

[405] White, S. W., Albano, A. M., Johnson, C. R., Kasari, C., Ollendick, T., Klin, A.,... Scahill, L. (2010). Development of a cognitive–behavioral intervention program to treat anxiety and social deficits in teens with high–functioning autism. *Clinical Child and Family Psychology Review*, 13(1), 77–90. doi: 10.1007/ s10567–009–0062–3

[406] White, S. W., Oswald, D., Ollendick, T., & Scahill, L. (2009).

Anxiety in children and adolescents with autism spectrum disorders. *Clinical Psychology Review*, 29, 216–229. doi: 10.1016/j.cpr.2009.01.003

[407] Whitehouse, A. J. O., Durkin, K., Jaquet, E., & Ziatas, K. (2009). Friendship, loneliness and depression in adolescents with Asperger's syndrome. *Journal of Adolescence*, 32, 309–322. doi: 10.1016/j.adolescence.2008.03.004

[408] Whittingham, K., Sofronoff, K., Sheffield, J., & Sanders, M. R. (2009). Do parental attributions affect treatment outcome in a parenting program? An exploration of the effects of parental attributions in an RCT of Stepping Stones Triple P for the ASD population. *Research in Autism Spectrum Disorders*, 3, 129–144. doi: 10.1016/j.rasd.2008.05.002

[409] Wilczynski, S. M., Rue, H. C., Hunter, M., & Christian, L. (2012). Elementary behavioral intervention strategies: Discrete trial instruction, differential reinforcement, and shaping. In P. A. Prelock & R. J. McCauley (Eds.), *Treatment of autism spectrum disorders: Evidence based–intervention strategies for communication and social interactions* (pp. 49–77). Baltimore, MD: Brookes. Williams, J., Allison, C., Scott, F., Stott, C., Bolton, P., Baron–Cohen, S., &

Brayne, C. (2006). The Childhood Asperger Syndrome Test (CAST): Test–retest reliability. *Autism*, 10, 415–427. doi: 10.1177/1362361306066612 Wing, L. (1980). Childhood autism and social class: A question of selection? *The British Journal of Psychiatry,* 137, 410–417. doi: 10.1192/bjp.137.5.410

[410] Wing, L., Gould, J., & Gillberg, C. (2011). Autism spectrum disorders in the DSM–Ⅴ: Better or worse than the DSM–Ⅳ? *Research in Developmental Disabilities*, 32, 768–773. doi: 10.1016/j.ridd.2010.11.003

[411] Wing, L., Leekam, S. R., Libby, S. J., Gould, J., & Larcombe, M. (2002). The diagnostic interview for social and communication disorders: Background, interrater reliability and clinical use. *Journal of Child Psychology and Psychiatry, and Allied Disciplines*, 43, 307–325. doi: 10.1111/1469–7610.00023

[412] Wolff, J. J., Gu, H., Gerig, G., Elison, J. T., Styner, M., Gouttard, S.,... Piven, J. (2012). Differences in white matter fiber tract development present from 6 to 24 months in infants with autism. *The American Journal of Psychiatry,* 169, 589–600. doi: 10.1176/appi.ajp.2011.11091447

[413] Wong, C., & Kasari, C. (2012). Play and joint attention of children with autism in the preschool special education classroom. *Journal of Autism and Developmental Disorders*, 42, 2152–2161.

[414] Wood, J. J., Drahota, A., Sze, K., Har, K., Chiu, A., & Langer, D. A. (2009). Cognitive behavioral therapy for anxiety in children with autism spectrum disorders: A randomized, controlled trial. *Journal of Child Psychology and Psychiatry*, 50, 224–234. doi: 10.1111/j.1469–7610.2008.01948.x

[415] World Health Organization. (1993). *The ICD–10 classification of mental and behavioural disorders*: *Diagnostic criteria for research*. Geneva, Switzerland: Author.

[416] Yama, B., Freeman, T., Graves, E., Yuan, S., & Campbell, M. (2012). Examination of the properties of the Modified Checklist for Autism in Toddlers (M–CHAT) in a population sample. *Journal of Autism and Developmental Disorders*, 42(1), 23–34. doi: 10.1007/s10803–011–1211–3

[417] Yoder, K. J., & Belmonte, M. K. (2011). Information processing and integration. In D. G. Amaral, G. Dawson, & D. Geschwind (Eds.), *Autism spectrum disorders* (pp. 1010–1027). New York, NY: Oxford University Press. doi: 10.1093/

med/9780195371826.003.0064

[418] Zerbo, O., Iosif, A.–M., Walker, C., Ozonoff, S., Hansen, R., & Hertz–Picciotto, I. (2013). Is maternal influenza or fever during pregnancy associated with autism or developmental delays? Results from the CHARGE (Childhood autism risks from genetics and environment) study. *Journal of Autism and Developmental Disorders*, 43, 25–33. doi: 10.1007/s10803–012–1540–x

[419] Zona, M. L., Christodulu, K. V., & Durand, V. M. (2004, October). *Providing social support for siblings of children with autism: An evaluation of the SibShop model.* Poster presented at the 9th Annual Center for School Mental Health Assistance Conference on Advancing School–Based Mental Health, Dallas, TX.

[420] Zwaigenbaum, L. (2011). Screening, risk, and early identification of autism spectrum disorders. In D. G. Amaral, G. Dawson, & D. Geschwind (Eds.), *Autism spectrum disorders* (pp. 75–89). New York, NY: Oxford University Press.